T0133183

Kohlhammer

Störungsspezifische Psychotherapie

Herausgegeben von
Anil Batra
Gerhard Buchkremer

Übersicht über die bereits erschienenen Bände:

Iris Torchalla, Martina Schröter, Anil Batra

Individualisierte Tabakentwöhnung

Verhaltenstherapeutisches Manual

Verlag W. Kohlhammer

1. Auflage 2013

Alle Rechte vorbehalten
© 2013 W. Kohlhammer GmbH Stuttgart
Umschlag: Gestaltungskonzept Peter Horlacher
Gesamtherstellung:
W. Kohlhammer Druckerei GmbH + Co. KG, Stuttgart
Printed in Germany

ISBN 978-3-17-022481-0

Inhalt

Content^{PLUS} enthält die folgenden Materialien:

Arbeitsblätter:

1 Über die (Craving-)Welle surfen
2 Gedanken beeinflussen
3 Umgang mit Entzugssymptomen I
4 Umgang mit Entzugssymptomen II
5 Craving-Notfallplan
6 Entscheidungsbalance-Übung
7 Liste angenehmer Aktivitäten
8 Meine Hitliste angenehmer Aktivitäten
9 Pflichten und Vergnügungen
10 Wochenplan
11 Anton ☹ und Berta ☺
12 Ungünstige Überzeugungen und Denkmuster
13 Gedanken beeinflussen
14 Die ABC-Methode
15 Zwischenmenschliche Konflikte – ein Beispiel
16 Zwischenmenschliche Konflikte – Selbstbeobachtung
17 Umgang mit Konflikten
18 Erster Schritt: Meinen Stress wahrnehmen
19 Meine alltäglichen Belastungen
20 Den Stress wahrnehmen: Auswertung der Selbstbeobachtung
21 Zweiter Schritt: Akuten Stress abbauen
22 Dritter Schritt: Stressquellen reduzieren
23 Verändern Sie Stress erzeugende Einstellungen!
24 Den Tag strukturieren
25 Vierter Schritt: Stress vorbeugen

Powerpoint-Präsentation:

Individualisierte Tabakentwöhnung – Folien

Vorwort

Rauchen gilt in den Industrieländern als bedeutsamste vermeidbare Einzelursache eines vorzeitigen Todes und einer Vielzahl chronischer Krankheiten. Obwohl ein erheblicher Anteil der Raucher[1] mit dem Gedanken spielt, den Tabakkonsum aufzugeben, beträgt die langfristige Abstinenzwahrscheinlichkeit (nach einem Jahr) bei einem Aufhörversuch ohne Hilfsmittel lediglich 1–10 %. Professionelle Unterstützung kann die Abstinenzraten deutlich erhöhen und ist insbesondere dann angezeigt, wenn eine Tabakabhängigkeit vorliegt. In ihrer Rahmenkonvention zur Tabakkontrolle spricht die Weltgesundheitsorganisation Mitarbeitern im Gesundheitssystem eine besondere Verantwortung bei der Beratung und Behandlung von Rauchern zu. Deshalb – und auch, weil in den letzten Jahren die Nachfrage nach Tabakentwöhnungskursen spürbar angestiegen ist – sollten alle in Gesundheitsberufen Tätige dazu qualifiziert sein, Entwöhnungsberatungen anzubieten.

Für die Therapie der Tabakabhängigkeit wurden verschiedene psychologisch basierte Beratungs- und Behandlungsstrategien entwickelt. Die beste Wirksamkeit in wissenschaftlichen Studien erreichten intensive Programme, in denen psychoedukative Elemente, soziale Unterstützung, Verhaltenstraining, Problemlösestrategien und kognitive Strategien kombiniert wurden, die zur Steigerung der Aufhörmotivation und Selbstwirksamkeitserwartung sowie zum Aufbau neuer Fertigkeiten im Umgang mit schwierigen und rückfallkritischen Situationen führen. Zur medikamentösen Behandlung sind in Deutschland verschiedene Nikotinsubstitutionsmittel zugelassen, zudem die nicht-nikotinhaltigen Medikamente Bupropion und Vareniclin. Eine Therapie, die beide Behandlungsansätze kombiniert, zeigt langfristig die besten Erfolge beim Erreichen und Aufrechterhalten der Abstinenz (s. Fiore et al. 2008).

In Deutschland weit verbreitet ist das vom Arbeitskreis Raucherentwöhnung an der Universitätsklinik für Psychiatrie und Psychotherapie in Tübingen entwickelte Tabakentwöhnungsprogramm – ein verhaltenstherapeutisch basiertes Programm (Batra und Buchkremer 2004), das auch als Selbsthilfemanual vorliegt (Batra und Buchkremer 2010). Es wurde für das Gruppensetting konzipiert, kann aber auch an eine Einzelbehandlung angepasst werden. Innerhalb von sechs

---

[1] Aus Gründen der besseren Lesbarkeit wird im Text durchgehend nur die männliche Form verwendet. Es sind jedoch immer gleichermaßen Frauen und Männer angesprochen.

Sitzungen werden die Kursteilnehmer dazu angeleitet, ihren Rauchstopp vorzubereiten und durchzuführen, sowie Strategien zur Stabilisierung der Abstinenz
und zur Vermeidung von Rückfällen zu entwickeln. Zudem werden individualisierte Empfehlungen für eine medikamentöse Unterstützung gegeben, die an das
Rauchverhalten der jeweiligen Person angepasst sind. Das Kurskonzept beruht
auf den neusten Erkenntnissen der Forschung und auf anerkannten therapeutischen Techniken. Mehrere Wirksamkeitsstudien konnten einen langfristigen
Erfolg von etwa 30 % dauerhafter Abstinenz ein Jahr nach Behandlungsende
belegen. Um diesen hohen Qualitätsstandard aufrechtzuerhalten, wird das Programm laufend ausgewertet und weiterentwickelt. Damit diese Behandlung
durch die Therapeuten sicher und leitliniengerecht durchgeführt wird, bietet die
Arbeitsgruppe spezielle Trainingscurricula an. Das Curriculum und die Bücher für
Therapeuten und Raucher vermitteln die theoretischen Grundlagen der Tabakabhängigkeit, geben eine praktische Anleitung und enthalten Materialien, um die
einzelnen Sitzungen zu gestalten und zu strukturieren.

In vielen Studien zur Tabakabhängigkeit hat sich gezeigt, dass einzelne Rau-
cher-Untergruppen eine besonders geringe Abstinenzaussicht und eine hohe
Rückfallwahrscheinlichkeit besitzen, so z. B. Personen, die zu negativer Stimmung und insbesondere Depressivität neigen, eine stark ausgeprägte Tabakabhängigkeit haben oder generell eine erhöhte Stressanfälligkeit besitzen und nur
über geringe Bewältigungsstrategien verfügen. Möglicherweise haben auch Frau-
en mehr Probleme als Männer, die Abstinenz zu erreichen und aufrechtzuerhalten. Um die Abstinenzraten zu verbessern, wurden Programme entwickelt mit
spezifischen therapeutischen Bausteinen, die inhaltlich auf die Charakteristika
und Bedürfnisse einzelner Untergruppen zugeschnitten sind. Auch der Arbeitskreis Raucherentwöhnung beschäftigt sich schon seit vielen Jahren mit der Unter-
suchung verschiedener Rauchertypen, den Möglichkeiten zur Individualisierung
der Therapie und der Entwicklung zielgruppenspezifischer Therapiebausteine
(z. B. Batra et al. 2008).

Das vorliegende Buch wurde als modulare Erweiterung des Standardleitfadens
»Tabakentwöhnung – Ein Leitfaden für Therapeuten« (Batra und Buchkremer
2004) konzipiert. Seine Anwendung ermöglicht es Therapeuten, innerhalb des
sechswöchigen Entwöhnungsprogramms flexibel und kompetent auf kurs- oder
personenspezifische Besonderheiten und Wünsche einzugehen, und z. B. die Bewältigung einer starken depressiven Verstimmung nach dem Rauchstopp oder
den Umgang mit zwischenmenschlichen Konflikten im Rahmen der Entwöhnung
zu thematisieren. Es richtet sich insbesondere an Psychotherapeuten und Tabak-
entwöhnungsspezialisten, die bereits ein Grundwissen über Tabakabhängigkeit
und praktische Erfahrung in der Durchführung einer Tabakentwöhnungsbehandlung besitzen und ihr therapeutisches Repertoire erweitern wollen. Die einzelnen
Bausteine wurden vom Arbeitskreis Raucherentwöhnung im Rahmen eines For-
schungsprogramms zusammengestellt und in einer randomisierten kontrollierten
Interventionsstudie erfolgreich getestet (Batra et al. 2010).

Mit der vorliegenden Publikation soll Therapeuten in der Raucherberatung
und -entwöhnung die Möglichkeit gegeben werden, individualisierte Interventionen auf der Basis einer differenziellen Indikation einzusetzen.

Ergänzende Literatur

Batra, A. (2005) Tabakabhängigkeit: Wissenschaftliche Grundlagen und Behandlung. Stuttgart: Kohlhammer.

Batra, A., Buchkremer, G. (2010) Nichtrauchen! Erfolgreich aussteigen in 6 Schritten. 3. aktualisierte Ausgabe. Stuttgart: Kohlhammer.

Batra, A., Buchkremer, G. (2004) Tabakentwöhnung. Ein Leitfaden für Therapeuten. Stuttgart: Kohlhammer.

Batra, A., Collins, S.E., Schroeter, M., Eck, S., Torchalla, I., Buchkremer, G. (2010) A cluster-randomized trial of smoking cessation treatment tailored to multidimensional smoker profiles. Journal of Substance Abuse Treatment 38, 2: 128–140.

Batra, A., Collins, S.E., Torchalla, I., Schroeter, M., Buchkremer, G. (2008) Multidimensional smoker profiles and their prediction of smoking following a pharmacobehavioral intervention. Journal of Substance Abuse Treatment 35: 41–52.

Fiore, M.C., Jaen, C.R., Baker, T.B., Bailey, W.C., Benowitz, N.L., Curry, S.J., et al. (2008) Treating tobacco use and dependence: 2008 Update. Clinical practice guideline. Rockville, MD: U.S.: Department of Health and Human Services. Public Health Services.

1 Zur Nutzung dieses Buches

Das Tabakentwöhnungsprogramm »Nichtrauchen! Erfolgreich aussteigen in 6 Schritten« wird üblicherweise in einer Gruppe mit sechs bis 12 Personen durchgeführt. Das Programm ist interaktiv konzipiert. Die Therapeuten geben die Struktur vor und sprechen relevante Themen und Probleme an, die dann von den Teilnehmern diskutiert und umgesetzt werden. Eine Gruppengröße von mehr als 12 Personen erlaubt es nur unzureichend, auf individuelle Probleme einzugehen. Bei einer zu kleinen Gruppengröße dagegen leidet manchmal die Ideenentwicklung durch die Teilnehmer. Die Sitzungen finden üblicherweise einmal wöchentlich statt und dauern jeweils 90–120 Minuten. Der Schwerpunkt liegt auf psychotherapeutischen Strategien, das Programm beinhaltet aber auch Informationen und individuelle Empfehlungen zum Einsatz einer medikamentösen Begleitbehandlung. Unserer Erfahrung nach sind nicht alle Teilnehmer dazu bereit, eine medikamentöse Unterstützung anzuwenden. Die psychotherapeutischen Interventionen werden üblicherweise sehr gut angenommen.

Zu Beginn dieses Buches werden die Diagnostik, physiologische und psychologische Aspekte der Tabakabhängigkeit, psychiatrische Komorbiditäten sowie therapeutische Strategien, die bei der Anwendung des Programms hilfreich sind, zusammenfassend dargestellt. Im Anschluss an die Beschreibung des Grundprogramms wird der Umgang mit typischen Problemen besprochen, die im Verlauf einer Tabakentwöhnung auftreten können. Im Einzelnen handelt es sich dabei um die Bewältigung einer schwer ausgeprägten Entzugssymptomatik, die Regulation negativer Gefühle, den Umgang mit zwischenmenschlichen Konflikten und Stressmanagementstrategien. Außerdem werden geschlechterspezifische Aspekte der Tabakentwöhnung besprochen. In jedem Kapitel wird zunächst in das Thema eingeführt. Dieses Hintergrundwissen ist für Sie als Therapeut relevant, den Kursteilnehmern muss es jedoch nicht in dieser Detailfülle vermittelt werden. Anschließend werden die Ziele des jeweiligen Moduls dargestellt und Möglichkeiten beschrieben, wie dieses in die Praxis umgesetzt werden kann. Am Ende eines jeden Kapitels weisen wir auf weiterführende Literatur hin, wobei wir deutsche Texte bevorzugt haben. Die ergänzenden Therapiematerialien bestehen aus Arbeitsblättern, die im Buch abgedruckt und auch als separates elektronisches Dokument über ContentPLUS verfügbar sind, sowie einer Folienpräsentation, die in Form einer Power-Point-Datei ebenfalls über ContentPLUS zur Verfügung steht. Weitere Informationen hierzu finden Sie auf der vorderen Umschlaginnenseite.

Als Autoren freuen wir uns sehr über Rückmeldungen, Ihre Erfahrungsberichte mit dem Material und Tipps zur Verbesserung dieses Buches.

Kontaktadresse:

Universitätsklinik für Psychiatrie und Psychotherapie
Sektion Suchtforschung und Suchttherapie
Arbeitskreis Raucherentwöhnung
Calwer Str. 14
72070 Tübingen

Tel.: 07071 / 29 8 73 46

E-Mail: sucht@med.uni-tuebingen.de
Internet: www.medizin.uni-tuebingen.de/ukpp

2 Grundlagen zur Tabakabhängigkeit und Entwöhnung

2.1 Physiologische Abhängigkeit

Das in Tabakprodukten enthaltene Nikotin verfügt über ein hohes Abhängigkeitspotenzial, das von Rauchern meist erheblich unterschätzt wird. Aufgrund des raschen Blutdurchflusses in der Lunge wird das inhalierte Nikotin sehr schnell ins Blut aufgenommen. Innerhalb von sieben bis zehn Sekunden entfaltet es seine Wirkung im zentralen Nervensystem an speziellen Bindungsstellen, den nikotinergen Acetylcholinrezeptoren. In einer vereinfachenden neurobiologischen Modellvorstellung wird von einem dopaminergen »Belohnungssystem« im Gehirn ausgegangen. Nikotin aktiviert dieses Belohnungssystem, das Gefühle von Lust, Freude und Befriedigung reguliert. Durch das Rauchen wird die Freisetzung verschiedener Botenstoffe im Gehirn stimuliert, u. a. Dopamin, Acetylcholin, Noradrenalin und Serotonin. In geringen Dosen kommt es im Rahmen einer cholinerg-katecholaminergen Aktivierung zu einer Anregung, Leistungssteigerung und Aktivierung. Bei höherer Dosierung stellt sich dagegen aufgrund einer cholinergen Blockade und β-Endorphin-Freisetzung eine beruhigende und entspannende Wirkung ein. Die als angenehm empfundenen pharmakologischen Wirkungen, insbesondere die dopaminerge Aktivierung, liegen (unter anderem) der Etablierung einer Tabakabhängigkeit zugrunde. Zudem scheint regelmäßiges Rauchen die Aktivität der Enzyme Monoaminoxidase A und B zu vermindern, was mit einer antidepressiven Wirkung einhergeht und ebenfalls zur Entwicklung einer Tabakabhängigkeit beiträgt.

Langfristig entwickelt sich durch regelmäßiges Rauchen eine Toleranz gegenüber den akuten Wirkungen des Nikotins, sodass Tabakkonsumenten nach und nach die Zigarettenmenge steigern, um die positiv erlebten Effekte des Nikotins weiterhin spüren zu können. Zudem kommt es zu einer Desensibilisierung der Nikotinrezeptoren und, als Folge der wiederholten und verlängerten Rezeptordesensibilisierung, zu einer Vermehrung dieser Rezeptoren im Gehirn. Dies spielt besonders bei starken Rauchern eine Rolle, denn die Rezeptorenvermehrung erfolgt in Abhängigkeit von der Nikotindosis. Es wird angenommen, dass regelmäßige Raucher während eines Abstinenzversuchs Rauchverlangen und Entzugserscheinungen erleben, sobald die Rezeptoren beginnen, sich von der Desensibilisierung zu erholen. Das Nikotinentzugssyndrom ist charakterisiert durch physiologische und emotionale Symptome unterschiedlicher Zusammensetzung und Schweregrade und ist umso stärker ausgeprägt, je höher der Nikotinkonsum war. Entzugssymptome sind nicht gesundheitsbedrohlich, werden aber von den Rauchern meist als unangenehm bis stark beeinträchtigend empfunden. Sie zählen zu den am häufigsten genannten Faktoren, die einen Rauchstoppversuch verhindern, den Entwöhnungsprozess erschweren und zu frühen Rückfällen führen. Entzugssymptome und Rauchverlangen können durch eine medikamentöse Unterstützung ebenso wie durch psychotherapeutische Strategien wirkungsvoll verhindert bzw. reduziert werden.

Obwohl durch regelmäßiges Rauchen die Dopaminausschüttung zunächst gesteigert wird, reduziert sich langfristig die Fähigkeit des Gehirns, Dopamin auszuschütten. Ein Entzug von Nikotin ist daher mit einer Minderung der Dopaminfreisetzung unter das Ausgangsniveau verbunden, was zu einer Dysregulation des körpereigenen Belohnungssystems führt und einen Teil der affektiven Symptomatik des Entzugssyndroms erklären könnte.

Diese Befunde (Reagibilität des zentralen Belohnungssystems auf Nikotin, Veränderung der Nikotinrezeptoranzahl und affektive Modulationen durch den Tabakkonsum) fassen nur die wichtigsten Erkenntnisse zur Neurobiologie der Tabakabhängigkeit zusammen, die sehr komplex und noch nicht gänzlich verstanden ist. Die Ausführungen sollen aber verdeutlichen, warum im Falle einer bestehenden Abhängigkeit die reine Vorsatzbildung der Raucher häufig nicht ausreicht, um die Abstinenz zu erreichen und aufrechtzuerhalten. Die Vermittlung eines neurobiologischen Modells ist für die Motivationsförderung und die Entwöhnungstherapie wichtig und hilfreich und begründet auch die Notwendigkeit einer medikamentösen Mitbehandlung bei starker Nikotinabhängigkeit.

Ergänzende Literatur

Heinz, A., Batra, A., Scherbaum, N., Gouzoulis-Mayfrank, E. (2012) Neurobiologie der Abhängigkeit. Stuttgart: Kohlhammer.

Singer, M.V., Batra, A., Mann, K. (Hrsg.) (2011) Alkohol und Tabak. Grundlagen und Folgeerkrankungen. Stuttgart: Thieme.

2.2 Psychologische Abhängigkeit

Psychologische und neurobiologische Theorien zum Rauchen ergänzen sich wechselseitig. Die positiv und negativ verstärkenden Wirkungen des Nikotins und das Bestehen einer körperlichen Abhängigkeit sind entscheidende Faktoren für die Aufrechterhaltung des Tabakkonsums und das Scheitern von Abstinenzversuchen. Lerntheoretisch werden die Entwicklung und das Aufrechterhalten des Rauchverhaltens durch Modelllernen, klassische und operante Konditionierungsprozesse sowie kognitive Prozesse erklärt. Diese lerntheoretischen Überlegungen bildeten auch die Grundlage für die Konzeption der psychotherapeutisch basierten Standardbehandlung und der Ergänzungsbausteine.

Oft bildet sich schon bei Kindern durch Beobachten der Eltern, befreundeter Raucher, Stars, Werbespots usw. eine Bewertung des Rauchens aus (z. B. »Rauchen ist cool«). Somit spielen zu Beginn vor allem sekundäre Effekte eine Rolle wie soziale Anerkennung und die positive Assoziation des Rauchens (z. B. mit Sportlichkeit, Extraversion) über die Werbung. Sobald regelmäßig geraucht wird, erlangen die primären Effekte des Rauchens eine größere Bedeutung. Diese beinhalten sowohl positive Verstärkerwirkungen, wie z. B. eine Steigerung der Wachheit und Konzentration, als auch negative Verstärkerwirkungen, wie das Nachlassen von Entzugssymptomen oder negativen Gefühlen. Zudem tragen nicht-nikotinbezogene Reize wie die Hand-Mund-Bewegung, das Ein- und Ausatmen des Rauches, ein mit dem Akt des Rauchens einhergehender Rückzug aus einer unangenehmen Situation oder die sozialen Interaktionen dazu bei, dass das Rauchen eine hohe psychologische Relevanz bekommt. Raucher lernen rasch, dass sich mit einer Zigarette bestimmte unangenehme Situationen und innere Zustände (z. B. Entzugserscheinungen, Langeweile, Unsicherheit) nicht nur reduzieren, sondern sogar gänzlich vermeiden lassen. Sie lernen das Rauchen gezielt einzusetzen, sodass es in bestimmten Situationen zur Gewohnheit wird und einen festen Platz in der Tagesstruktur, dem Bewältigungsrepertoire und im Selbstbild der Raucher einnimmt. Das Rauchen erhält multiple funktionale Bedeutungen.

Insbesondere bei starken Rauchern werden diese Situationen (z. B. Telefonieren, Arbeit am Computer) und Gefühlszustände (z. B. deprimierte Stimmung, Ärger) an das Rauchen gekoppelt. In der Folge werden die Zigarette und das Rauchritual mit positiven Erfahrungen, angenehmen Gefühlen, Stressreduktion und Entspannung assoziiert und wandeln sich – lerntheoretisch gesprochen – von unkonditionierten zu konditionierten Stimuli. Aufgrund der raschen Wirkungsweise des Nikotins erfolgt diese Konditionierung schnell und effektiv. Ist sie einmal etabliert, kann schon die Wahrnehmung rauchrelevanter Schlüsselreize (z. B. Klingeln des Telefons) unabhängig vom Nikotinspiegel im Blut ein Rauchverlangen auslösen. So werden viele Zigaretten geraucht, ohne dass die Raucher explizit darüber nachdenken. Gleichzeitig bildet die Person Erwartungen an die Wirkung der Zigarette aus, die häufig dysfunktional sind und einen Rauchstopp erschweren. Es kann sich dabei um Erwartungen z. B.bezüglich der Wirkung des Rauchens handeln (»Nur mit Rauchen kann ich meinen Stress bewältigen.«), des Rauchstopps (»Wenn ich nicht mehr rauche, habe ich nichts Schönes mehr im Leben.«) oder der eigenen Fähigkeit zur Abstinenz (»Ich bin ein undisziplinierter Mensch und werde es sowieso niemals schaffen.«). Zudem wird die Entwicklung gesunder Strategien im Umgang mit Stress, zwischenmenschlichen Konflikten und negativen Gefühlen oft vernachlässigt, was die Abstinenz weiter erschwert. Die Anwesenheit rauchrelevanter Schlüsselreize sowie das Fehlen von Rauchalternativen in kritischen Situationen kann auch Monate nach dem Rauchstopp Rauchverlangen auslösen und einen Rückfall einleiten, selbst wenn die Entzugssymptomatik längst erfolgreich überstanden ist.

Ausgehend von diesen Annahmen beinhalten kognitiv-verhaltenstherapeutische Tabakentwöhnungsprogramme das Erlernen von Selbstkontrollstrategien, die Entwicklung von Rauchalternativen sowie die Diskussion von Gedanken und Einstellungen zum Rauchen und deren Veränderung. Dabei ist es wichtig, die Tabakentwöhnungsbehandlung nicht auf das Gelingen des Rauchstopps und den Umgang mit Entzugserscheinungen zu beschränken. Gegebenenfalls sollten Strategien zum Umgang mit negativen Gefühlen und zwischenmenschlichen Konflikten, Entspannungstraining usw. mit einbezogen werden. Die individuelle Funktionalität des Rauchens ist zu bedenken und zusätzlich generell ein gesunder Lebensstil zu fördern.

Ergänzende Literatur

Lujik, C., Reuter, M., Netter, P. (2005) Psychobiological theories of smoking and smoking motivation. European Psychologist 10(1): 1–24.

Torchalla, I. (2007) Psychologische Phänotypen als Prädiktoren der Behandlungsergebnisse in der Tabakentwöhnung (Dissertation). Tübingen: Eberhard Karls Universität. www.tobias-lib.uni-tuebingen.de/volltexte/2007/2745/pdf/Torchalla_Dissertation_2007_final.pdf

2.3 Rauchen und psychiatrische Erkrankungen

Zahlreiche Untersuchungen belegen eine erhöhte Prävalenz des Rauchens bei Patienten mit schizophrenen Psychosen (45–90 %), depressiven Erkrankungen (40–60 %), bipolaren Störungen (55–70 %), anderen Suchterkrankungen (75–90 %) oder Angststörungen (20–55 %) im Vergleich zur Allgemeinbevölkerung (in Deutschland: 27 %). Lediglich bei Patienten mit Demenzerkrankungen, Zwangserkrankungen oder einer Anorexia nervosa scheinen die Prävalenzzahlen unter dem Bevölkerungsdurchschnitt zu liegen.

Die Motive für den Tabakkonsum sind ähnlich wie bei gesunden Rauchern: Rauchen dient als Coping-Strategie bei negativen Gefühlen, der Tagesstrukturierung, zur Belohnung oder als Ausdruck von Lebensqualität, der Vermeidung von Entzugserscheinungen usw. Zusätzlich wird es von Personen mit einer psychiatrischen Erkrankung häufig zur Beeinflussung der psychiatrischen Symptomatik oder der medikamentösen Nebenwirkungen eingesetzt. Meistens haben diese Personen einen höheren Tageszigarettenkonsum, eine stärker ausgeprägte Tabakabhängigkeit, eine schwerere Entzugssymptomatik und eine geringere Abstinenzwahrscheinlichkeit als psychisch Gesunde. Damit ist ihr Risiko höher, an den Folgen des Rauchens zu erkranken und zu versterben. Psychisch kranke Raucher geben häufig einen großen Teil ihres Einkommens für Zigaretten aus und haben dadurch, verglichen mit psychisch kranken Nichtrauchern, weniger Geld für Dinge übrig, die ihre Lebensqualität verbessern könnten. Außerdem zeigen sie tendenziell eine stärker ausgeprägte psychiatrische Symptomatik, haben eine erhöhte Wahrscheinlichkeit für eine zusätzliche Abhängigkeitserkrankung, einen beschleunigten Medikamentenmetabolismus und nehmen oft höhere Dosen an Psychopharmaka ein. All dies sind Gründe, um psychisch kranke Personen zur Abstinenz zu motivieren.

Zur Erklärung der Komorbidität von Tabakabhängigkeit und anderen *Suchterkrankungen* werden komplexe genetische, neurobiologische, lerntheoretische und psychosoziale Mechanismen angenommen. Beim Substanzkonsum erfolgt eine gleichsinnige Verstärkung des Belohnungssystems im Gehirn durch Nikotin, Alkohol, Amphetamine und Opiate. Darüber hinaus kann Nikotin unangenehme akute Wirkungen des Alkohol- oder Drogengebrauchs z. T. ausgleichen. Der Konsum von Alkohol/Drogen ist oft mit dem Konsum von Zigaretten gekoppelt, und konditionierte Schlüsselreize können sowohl den Drang zum Alkohol-/Drogenkonsum als auch das Rauchverlangen aktivieren. Zudem weist das soziale Umfeld von Personen mit einer Abhängigkeitserkrankung häufig ebenfalls eine hohe Raucherprävalenz und damit auch ein hohes Rückfallpotenzial auf. Da der gleichzeitige starke Konsum von Alkohol und Tabakprodukten das Risiko für kardiovaskuläre Erkrankungen und Krebserkrankungen vervielfältigt, sollte eine Tabakentwöhnung dringend empfohlen werden. Studien zeigen, dass zeitgleiche Alkohol- und Tabakentwöhnungen nicht interferieren und sich positiv auf die Abstinenz bei beiden Substanzen auswirken.

Personen mit *depressiven Erkrankungen oder Angsterkrankungen* profitieren oft im Sinne einer Selbstmedikation und der antidepressiven Wirkung des Rauchens, die vermutlich auf die serotonerge Stimulation durch Nikotin oder auf eine Hemmung der Monoaminoxidase zurückgeht. Es gibt aber umgekehrt auch Hinweise darauf, dass das Rauchen – insbesondere bei frühem Beginn – ursächlich eine depressive Erkrankung oder Angsterkrankung triggert und in gewisser Weise »psychotoxisch« wirkt. Es muss außerdem beachtet werden, dass nach einem Rauchstopp prinzipiell die Gefahr eines negativen affektiven Zustands besteht. Es kann sogar eine depressive Episode auftreten bzw. es können Panikattacken ausgelöst werden, selbst wenn zum Zeitpunkt des Rauchstopps keine psychiatrische Symptomatik besteht. Zudem bedingen die mangelnde Selbstwirksamkeitserwartung depressiver Menschen, deren Selbstunsicherheit und fehlende Coping-Strategien bei häufig wiederkehrenden negativen Affekten eine hohe Rückfallgefahr bei Abstinenzversuchen oder verhindern gar einen Aufhörversuch.

Personen mit einer *schizophrenen Psychose* rauchen nicht nur mehr, sondern auch intensiver als nicht-schizophrene Patienten. Rauchen scheint – vermutlich aufgrund der Stimulation durch Dopamin und andere Botenstoffe – die Negativsymptomatik zu reduzieren und kognitive Leistungen zu verbessern. Zusätzlich scheint es neuroleptikabedingte Nebenwirkungen (Parkinsonoid, Antriebsminderung, depressive Verstimmung) zu vermindern. Obwohl Personen mit einer psychotischen Erkrankung oft eine geringe Erfolgszuversicht hinsichtlich eines Rauchstopps und eine hohe Rückfallrate haben, sollten sie zur Abstinenz motiviert und dabei unterstützt werden. Mitunter besteht eine reduziertere Informationsverarbeitungskapazität, das Programm ist dann entsprechend anzupassen.

Das Vorhandensein einer psychiatrischen Erkrankung sollte in der initial durchgeführten Diagnostik erfragt werden. Unseren Erfahrungen zufolge nimmt an jedem Tabakentwöhnungskurs in der Regel mindestens eine Person mit einer psychischen Erkrankung teil. Bei diesen Personen sollte eine Tabakentwöhnung von erfahrenen Entwöhnungsspezialisten durchgeführt und sorgfältig vorbereitet werden. Vor einer geplanten Raucherentwöhnung wird eine wenigstens vierwöchige stabile Medikation empfohlen. Die abstinenzorientierte Raucherentwöhnungsbehandlung sollte erst beginnen, wenn die akute psychiatrische Symptomatik remittiert ist. Bei substanzabhängigen Personen kann jedoch schon während der Entwöhnungsbehandlung von Alkohol bzw. Drogen auf eine Tabakabstinenz hingewirkt werden. Nikotinentzugssymptome wie depressive Verstimmung, Schlafstörungen, Ängstlichkeit, Konzentrationsstörungen, Unruhe und Appetitstörungen können als Symptome der Grunderkrankung missinterpretiert werden oder auch die psychiatrische Symptomatik verstärken. Die mögliche Exazerbation einer psychiatrischen Erkrankung wie auch eine infolge der Tabakabstinenz auftretende Änderung der Serumspiegel von Antipsychotika und Antidepressiva muss frühzeitig erkannt und behandelt werden. Bei einer Entwöhnungsbehandlung von Rauchern mit einer medikamentös behandelten psychiatrischen Erkrankung sollte daher der behandelnde Psychiater mit einbezogen sein. Es ist zudem sinnvoll, die Patienten längere Zeit zu begleiten – auch über das Entwöhnungsprogramm hinaus. Dies kann z. B. in Form einer Telefonberatung erfolgen.

Zur Unterstützung der Tabakentwöhnung sollte unbedingt eine begleitende Medikation empfohlen werden. Beim Nikotinersatz ist zu beachten, dass oft höhere Dosierungen und Kombinationsbehandlungen eines lang und eines kurz wirksamen Präparates (z. B. Pflaster und Kaugummi) erforderlich sind. Während der Nikotinersatz letztlich »lediglich« die Fortsetzung des (vertrauten) Nikotinkonsums für eine beschränkte Zeit vorsieht, sind Bupropion und Vareniclin hinsichtlich (neuer) Nebenwirkungen kritischer auf ihren Einsatz hin zu prüfen. Bupropion ist ein monozyklisches Antidepressivum. Die Kombination mit anderen Antidepressiva wie auch der Einsatz bei Patienten mit schizophrenen Störungen wird unterschiedlich beurteilt. Insbesondere Nebenwirkungen wie Agitation, Angst und Schlafstörungen können die Therapie behindern. Da Psychopharmaka die Krampfschwelle senken, kann u. U. eine Kombination mit Bupropion das Risiko für Krampfanfälle erheblich steigern. Andererseits können Patienten mit einer Depression von Bupropion profitieren. Vareniclin ist seit 2007 im Handel erhältlich. Zur Verträglichkeit bei Personen mit psychiatrischen Störungen existieren widersprüchliche Daten: Einerseits liegen Hinweise auf eine erhöhte Suizidalität und Aggressionsbereitschaft während der Behandlung vor, andererseits wurde auch schon von einer guten Verträglichkeit beim Einsatz bei psychiatrischen Patienten berichtet. Vielversprechend sind auch medikamentöse Ansätze zur Rauchreduktion in Vorbereitung auf die Abstinenz. Dabei wird z. B. ein Teil des Nikotinbedarfs mittels Nikotinpflaster, -kaugummi oder -tabletten abgedeckt, um auf diese Weise die Zahl der täglich konsumierten Zigaretten zu senken. Dies kann bei der Vorbereitung zur Abstinenz helfen, indem Motivation und Selbstwirksamkeitserwartung gestärkt werden, oder in seltenen Fällen als Alternative dienen, wenn eine Abstinenz nicht erreicht werden kann.

Ergänzende Literatur

Heinz, A., Batra, A., Scherbaum, N., Gouzoulis-Mayfrank, E. (2012) Neurobiologie der Abhängigkeit. Stuttgart: Kohlhammer.

Kalman, D., Morissette, S.B., George, T.P. (2005) Co-Morbidity of Smoking in Patients with Psychiatric and Substance Use Disorders. The American Journal on Addictions 14(2): 106–123.

Prochaska, J.J. (2009) Ten Critical Reasons for Treating Tobacco Dependence in Inpatient Psychiatry. Journal of the American Psychiatric Nurses Association 15(6): 404–409.

2.4 Diagnostik

Eine psychiatrische Erkrankung und eine stark ausgeprägte psychologische oder körperliche Abhängigkeit können die Abstinenz enorm erschweren. Um die Rückfallgefahr und mögliche Komplikationen bei der Entwöhnung abzuschätzen und die therapeutische Strategie optimal anzupassen, ist vor einer Intervention eine ausführliche Diagnostik ratsam. Empfehlenswert ist es, folgende Informationen zu Beginn der ersten Sitzung zu erheben (Batra et al. 2006):

- Rauchanamnese (Rauchbeginn, Rauchdauer),
- aktuelles Rauchverhalten (Tageszigarettenkonsum, Konsummuster, CO-Messung),
- Stärke der Tabakabhängigkeit,
- Rauchverhalten im sozialen Umfeld,
- bisherige Abstinenzversuche (erfolgreiche Strategien, Komplikationen, Gründe für den Rückfall),
- Risikofaktoren (psychiatrische und somatische Erkrankungen, Einnahme von Psychopharmaka und anderen Medikamenten, allgemeine Stressbelastung Schwangerschaft),
- Ressourcen (soziale Unterstützung, rauchfreier Arbeitsplatz),
- Veränderungsmotivation (d. h. Wichtigkeit eines Rauchstopps und Zuversicht bzgl. der eigenen Fähigkeiten).

In den internationalen Klassifikationssystemen, der Internationalen Klassifikation psychischer Störungen (ICD-10) und dem Diagnostischen und Statistischen Manual Psychischer Störungen (DSM-IV), wurden Kriterien für Tabak- bzw. Nikotinabhängigkeit definiert. Beide Systeme haben ähnliche Definitionen, beispielhaft werden hier die Kriterien des ICD-10 genannt:

- Ein starkes Verlangen oder eine Art Zwang, Tabak zu konsumieren.
- Eine verminderte Kontrollfähigkeit bezüglich des Beginns, der Beendigung und der Menge des Tabakkonsums.

- Ein körperliches Entzugssyndrom bei Absetzen oder Reduktion des Tabak-konsums.
- Eine Toleranzentwicklung gegenüber den Wirkungen der Substanz, wobei zu-nehmend höhere Dosen erforderlich sind.
- Die Aufgabe oder Vernachlässigung anderer wichtiger Vergnügungen oder In-teressenbereiche wegen des Tabakgebrauchs.
- Ein anhaltender Tabakkonsum trotz des Wissens um seine schädlichen Folgen.

Von den sechs genannten Kriterien müssen mindestens drei in den letzten 12 Monaten gleichzeitig vorhanden gewesen sein, damit die Diagnose eines Abhän-gigkeitssyndroms gestellt werden kann.

Das Nikotinentzugssyndrom ist charakterisiert durch physiologische und emo-tionale Symptome unterschiedlicher Zusammensetzung und Schweregrade, wie:

- ein starkes Verlangen nach Zigaretten (Craving)
- Müdigkeit, Krankheitsgefühl oder Schwäche
- Ängstlichkeit
- Niedergeschlagene oder depressive Stimmung
- Irritierbarkeit, Nervosität, innere Unruhe
- Reizbarkeit, Ungeduld
- Ärger, Aggressivität
- Schlafstörungen
- Appetitsteigerung
- Konzentrationsstörungen

Anhand der DSM-IV- und der ICD-10-Kriterien für Tabak- bzw. Nikotinabhän-gigkeit erfolgt eine dichotome Klassifikation in abhängige oder nicht abhängige Raucher. Für die klinische Praxis an sich ist dies unbefriedigend, denn es wird nicht weiter zwischen den als abhängig klassifizierten Personen differenziert. Die Nennung der Kriterien lässt sich jedoch hervorragend zu Beginn der psychoedu-kativen Kurskomponente einsetzen, um die Abhängigkeitsdiagnose zu erläutern.

Andere Messinstrumente erfassen die Abhängigkeit als eine dimensionale Größe. Eines der bekanntesten ist der Fagerström-Test für Nikotinabhängigkeit (FTND). Insgesamt können bei ihm in sechs Fragen 0 bis 10 Punkte erreicht werden, wobei 0 bis 2 Punkte als sehr geringe, 8 bis 10 Punkte als sehr schwere Abhängigkeit gelten (▶ Tab. 1). Der FTND wird zum einen wegen seiner Kürze empfohlen, zum anderen, weil er in vielen Studien zuverlässig die Abstinenz vorhersagen konnte: Je größer der erreichte Summenscore, desto geringer war die Wahrscheinlichkeit, dass das Rauchen aufgegeben wurde, und umso größer die Rückfallgefahr. Dies sollte jedoch weder Raucher noch Therapeuten von einem Behandlungsversuch abhalten. Der FTND wird lediglich zur Therapiepla-nung eingesetzt, denn die Intensität der medikamentösen und psychologischen Behandlung sollte umso höher sein, je größer der FTND-Wert ist. Dies ist den Kursteilnehmern während der Psychoedukation transparent zu machen.

Tab. 1: Fagerström-Test für Nikotinabhängigkeit

Wann rauchen Sie nach dem Erwachen Ihre erste Zigarette?	• innerhalb von 5 Minuten	☐ 3 Punkte
	• innerhalb von 6–30 Minuten	☐ 2 Punkte
	• innerhalb von 6–30 Minuten	☐ 1 Punkt
	• nach 60 Minuten	☐ 0 Punkte
Finden Sie es schwierig, an Orten, wo das Rauchen verboten ist, nicht zu rauchen?	• ja	☐ 1 Punkt
	• nein	☐ 0 Punkte
Auf welche Zigarette würden Sie nicht verzichten wollen?	• die erste am Morgen	☐ 1 Punkt
	• andere	☐ 0 Punkte
Wie viele Zigaretten rauchen Sie im Allgemeinen pro Tag?	• bis 10	☐ 3 Punkte
	• 11 bis 20	☐ 2 Punkte
	• 21 bis 30	☐ 1 Punkt
	• mehr als 30	☐ 0 Punkte
Rauchen Sie in den ersten Stunden nach dem Erwachen im Allgemeinen mehr als am Rest des Tages?	• ja	☐ 1 Punkt
	• nein	☐ 0 Punkte
Kommt es vor, dass Sie rauchen, wenn Sie krank sind und tagsüber im Bett bleiben müssen?	• ja	☐ 1 Punkt
	• nein	☐ 0 Punkte

Bei der Anwendung des FTND ist zu beachten, dass er im Wesentlichen die körperliche Abhängigkeit von Nikotin darstellt, während wichtige Aspekte der psychologisch begründeten Tabakabhängigkeit nicht berücksichtigt werden. Obwohl in angloamerikanischen Ländern Fragebögen existieren, die behaviorale oder motivationale Aspekte des Rauchens erfassen, wurden diese Messinstrumente noch nicht ins Deutsche übersetzt, sodass die Erfassung und Veranschaulichung der psychologischen Abhängigkeit im Kurs am besten anhand von Verhaltensanalysen erfolgt (► **Kap. 2.5**).

Ergänzende Literatur

Batra, A., Schütz, C.G., Lindinger, P. (2006) Tabakabhängigkeit. In: Schmidt L.G., Gastpar, M., Falkai, P., Gaebel, W. (Hrsg.) Evidenzbasierte Suchtmedizin. Behandlungsleitlinie Substanzbezogene Störungen. Köln: Deutscher Ärzte-Verlag, S. 91–142.

2.5 Grundlegende therapeutische Strategien

2.5.1 Motivierende Gesprächsführung

Mit motivierender Gesprächsführung ist ein direktiver (d. h. fokussierter und zielgerichteter), klientenorientierter Beratungsstil gemeint. Ziel ist es, eine Verhaltensänderung in Gang zu bringen, indem ambivalente Einstellungen exploriert und aufgelöst werden. Das Besondere dabei ist nicht die einzelne Beratungsmethode, sondern die respektvolle und offene Grundhaltung. Es ist ein Stil zwischenmenschlichen Verhaltens, bei dem eine Balance zwischen direktiven und klientenzentrierten Komponenten besteht.

Obwohl davon ausgegangen werden kann, dass eine Person, die sich bei einer Tabakentwöhnungsbehandlung anmeldet und auch zu den Sitzungen erscheint, zur Abstinenz entschlossen ist, muss die Veränderungsmotivation deshalb nicht zwangsläufig ein über die Zeit stabiles Merkmal sein. Sie zeigt lediglich eine gewisse Wahrscheinlichkeit an, zu einem bestimmten Zeitpunkt Schritte in Richtung Veränderung zu unternehmen. Aufgabe der Therapeuten ist es, Bedingungen zu schaffen, die die Bereitschaft und Selbstverpflichtung zur Veränderung weiter steigern. Die Ambivalenz – also das Hin- und Hergerissensein zwischen den Vor- und Nachteilen des Rauchens und den Vor- und Nachteilen der Abstinenz – kann während der gesamten Dauer des Kurses (und darüber hinaus) ein Thema sein. Motivierende Elemente spielen deshalb nicht nur zu Beginn der Behandlung eine Rolle, wenn die Entscheidungsbalance mithilfe des Waage-Modells erarbeitet und ein konkreter Rauchstopptermin festgelegt wird, sondern auch zu anderen Zeitpunkten, z. B. wenn Kursteilnehmer unter Rauchverlangen leiden, an Gewicht zunehmen, einen Rückfall hatten usw. Schwierigkeiten dieser Art können die Entscheidungsbalance jederzeit zugunsten des Rauchens beeinflussen.

In all diesen Fällen wird ein direktes Drängen, Überreden und Argumentieren in Richtung einer Abstinenz voraussichtlich kontraproduktiv sein, da es das Risiko birgt, dass die entsprechende Person defensiv reagiert. Dies macht eine Verhaltensänderung unwahrscheinlicher. Im ungünstigsten Fall wird die Behandlung abgebrochen. Motivation ist also (unter anderem) auch ein Produkt der Kursleiter-Teilnehmer-Interaktion. Defensivstrategien – sogenannte »Widerstände« – eines Klienten sind in diesem Zusammenhang als Feedback gegenüber dem Therapeuten bzw. der Therapeutin zu interpretieren in dem Sinne, dass therapeutische Vorgehensweisen verwendet werden, die im Hinblick auf die gegenwärtige Veränderungsbereitschaft der Person unangemessen sind. Das Wahrnehmen von Defensivverhalten ist ein Zeichen dafür, die eigene therapeutische Strategie zu verändern und anzupassen.

»Widerstand« lässt sich häufig vermeiden, indem Kursleiter die Ambivalenz akzeptieren und den Klienten mit der Haltung begegnen, dass diese stets die freie Wahl haben und selbst ihre Ziele festlegen können. Im Gespräch geht es darum, die Eigenverantwortung zu stärken, durch die Reflexion der eigenen Einstellung, des eigenen Verhaltens und der Konsequenzen Klarheit zu schaffen und letztendlich die lähmenden Effekte der Ambivalenz zu überwinden.

Zentrale Ziele der motivierenden Gesprächsführung:

- Klient soll sich wohlfühlen und zur nächsten Sitzung wieder kommen
- Reflektierte Auseinandersetzung fördern
- Ziele klären
- Diskrepanzen entwickeln
- Ambivalenz auflösen
- Hoffnung auf positive Konsequenzen steigern
- Selbstwirksamkeitserwartung steigern
- Selbstverpflichtung steigern
- Hindernisse entfernen
- Erzeugung oder Verstärkung von »Widerstand« vermeiden

Förderliche Verhaltensweisen der Kursleiter:

- Offene Fragen stellen
- Aktives, empathisches, reflektierendes Zuhören, Interesse an der Person zeigen
- Ausdrücken von Wertschätzung und Bestätigung
- Akzeptanz von Ambivalenzen
- Fähigkeiten, Werte und Ziele der Klienten identifizieren und mobilisieren
- Aufmerksamkeit auf die Diskrepanzen zwischen aktuellem Verhalten und Zielen/Werten lenken
- Selbstmotivierende Äußerungen hinsichtlich Problemeinsicht, Veränderungsbereitschaft und Änderungszuversicht hervorlocken und verstärken
- Eigenverantwortung betonen
- Ratschläge, Information und Rückmeldungen anbieten, wenn es angebracht und erwünscht ist

Ein hoher Wert bei der Kohlenmonoxidmessung und das »Geständnis« eines Rückfalls könnten z. B. zum Anlass genommen werden, um positiv hervorzuheben, dass die Person zum Kurs erschienen ist und die Teilnahme offensichtlich sehr ernst nimmt, auch wenn sie sich bezüglich eines erneuten Rauchstopps unentschieden äußert. Grundsätzlich sollten Äußerungen eher bestätigend und ermutigend sein als kritisierend und herabsetzend. Auf keinen Fall sollte eine Person aufgegeben werden, die »unmotiviert« erscheint. Es bleibt jedoch die Aufgabe des Klienten, nicht des Therapeuten, die Ambivalenz zu artikulieren und aufzulösen und Argumente zur Veränderung zu äußern. Der Therapeut sollte die Sache nur erleichtern und den Klienten begleiten.

Motivierende Gesprächsführung ist mit einem kognitiv-behavioralen Fertigkeiten-Training gut vereinbar, da sich beide Strategien gegenseitig ergänzen. Das 6-Wochen-Programm verbindet motivierende Elemente mit der Erarbeitung von Verhaltensalternativen und Bewältigungsstrategien, aus denen die Teilnehmer die für sie passenden Vorgehensweisen auswählen können.

Ergänzende Literatur

Miller, W.R., Rollnick, S. (2009) Motivierende Gesprächsführung. Ein Konzept zur Beratung von Menschen mit Suchtproblemen. 3. Auflage, Freiburg im Breisgau: Lambertus.

2.5.2 Verhaltensanalyse

Die Durchführung einer funktionalen Verhaltensanalyse ist ein zentrales Verfahren in der kognitiven Verhaltenstherapie. Ihr Ziel ist es, alle Bedingungen zu identifizieren, die ein Problem auslösen und aufrechterhalten. Eine ausführliche Analyse umfasst dabei nicht nur das offen sichtbare Verhalten, sondern auch Kognitionen, Affekte und physiologische Reaktionen. Für die Entwicklung eines Modells der Tabakabhängigkeit in der ersten Sitzung, wie auch für die Analyse von rückfallkritischen Situationen, starkem Rauchverlangen und tatsächlichen Rückfällen, ist es sinnvoll, gemeinsam mit den Kursteilnehmern eine Verhaltensanalyse am Flipchart zu erarbeiten. Für das Gruppensetting eignet sich sehr gut ein vereinfachtes **SORK**-Modell von Frederick Kanfer, das aus Lerntheorien abgeleitet wurde. Dabei steht **S** für Stimulus/situative Bedingungen und umfasst sowohl Reize aus der Umwelt als auch eigene Gedanken, Gefühle und Körperempfindungen, die dem zur Diskussion Verhalten vorhergehen. **O** bezeichnet die Organismusvariable; gemeint sind situationsüberdauernde innere und äußere Zustände, wie Krankheiten, Drogenmissbrauch usw., die das aktuelle Befinden beeinflussen. Die Reaktion (**R**) umfasst sowohl beobachtbares Verhalten als auch Gedanken, Emotionen und physiologische Reaktionen. **K** steht für die kurz- und langfristigen Konsequenzen des Verhaltens.

Schon in der Standardtherapie wird auf eine einfache Situationsanalyse zurückgegriffen, indem die Teilnehmer in der ersten Sitzung gebeten werden, eine Woche lang eine Tageskarte über ihren Zigarettenkonsum zu führen, auf der sie die Situationen, die dem Rauchen vorausgingen, protokollieren. Um die Funktionalität des Rauchens stärker zu verdeutlichen, kann diese Übung ausgebaut werden, indem weitere auslösende und nachfolgende Bedingungen mit einbezogen werden, die mit dem Zigarettenkonsum einhergegangen sind (z. B. Gefühle, Reaktionen anderer Personen, usw.). Im Plenum wird diese Aufgabe anschließend besprochen. Dabei wird zugleich anhand der Beschreibungen einzelner Kursteilnehmer das Verhalten als eine Funktionskette erarbeitet. Diese enthält die vermuteten Zusammenhänge und aufrechterhaltenden Bedingungen zwischen den auslösenden Bedingungen, dem Rauchen und seinem Konsequenzen. Dabei sollen die Kursteilnehmer unterscheiden lernen, welche äußeren Ereignisse, Gefühle, Gedanken und Empfindungen das Rauchen beeinflussen und welche ihm folgen (Funktionalität des Konsums). Es ist außerdem eine hilfreiche Methode, um zu veranschaulichen, welche Funktion das Rauchen im Leben der Kursteilnehmer spielt. Gleichzeitig kann herausgearbeitet werden, dass das Verlangen nach einer Zigarette nicht den ganzen Tag über gleich stark auftreten wird, sondern vor allem in bestimmten Situationen, und dass es auch Situationen gibt, in denen gar nicht geraucht wird (– und in die sich die zukünftigen Nichtraucher öfter begeben sollten). Das folgende Beispiel (▶ **Tab. 2**) zeigt eine (vereinfachte) Verhaltensanalyse, wie sie in der ersten Sitzung am Flipchart durchgeführt wird.

Tab. 2: Einfache Verhaltensanalyse

S (Situation/Auslöser)	R (Reaktion/Verhalten)	K (Konsequenzen)
• morgens beim Frühstück • Kneipe • nach getaner Arbeit • Ärger mit dem Chef	Rauchen	• werde wacher und aktiver • Entspannung • Geselligkeit • Ärger lässt nach

Mit dieser Übung soll den Kursteilnehmern ein Modell der psychologischen Tabakabhängigkeit vermittelt werden und ein Verständnis dafür geschaffen werden, warum es für einen erfolgreichen Rauchstopp häufig nicht ausreicht, einfach nur die Zigaretten wegzulassen. Gleichzeitig werden mögliche Ansatzpunkte für eine Veränderung deutlich (Kontrolle der auslösenden Bedingungen, Entwicklung von Rauchalternativen, um die erwünschten Konsequenzen auf anderem Weg zu erreichen), die auch den Schwerpunkt des Kurses bilden. Die Ansatzpunkte zu Beginn der Behandlung können zunächst auf die Stimulus- und Reaktionskontrolle beschränkt werden. Später werden die Modelle und die Suche nach Bewältigungsstrategien um die Rolle und Beeinflussung der Gedanken und Gefühle erweitert. Auch rückfallkritische Situationen können auf diese Weise bearbeitet werden.

Ein tatsächlich erfolgter Rückfall wird von vielen Rauchern als unkontrollierbar, automatisch oder zwangsläufig erlebt. Mit »bloßem Auge« sind die Ursachen eines Rückfalls häufig nicht ersichtlich, und bei der betroffenen Person entsteht oft das Gefühl, es sei »einfach so geschehen«. Hier kann die Verhaltensanalyse helfen zu erkennen, dass zwischen den auslösenden Situationen und dem Anzünden der Zigarette »etwas passiert«, das sich durch entsprechendes Üben bewusst machen lässt. Die Übung soll den Kursteilnehmern außerdem dabei helfen, die Kontrolle über das eigene Verhalten wieder selbst zu übernehmen. Mithilfe der Verhaltensanalyse sollen sie Faktoren identifizieren, die die Situation zu einer Risikosituation gemacht haben und Ansatzpunkte entwickeln, um in Zukunft anders mit derartigen Situationen umzugehen. Auch alle Versuche, die eine Person unternommen hat, um das Problem zu bewältigen, können hier protokolliert und eingeordnet werden. ▶ Tabelle 3 zeigt ein Beispiel für eine ausführliche Verhaltensanalyse nach einem Rückfall.

Tab. 3: Verhaltensanalyse nach einem Rückfall

S:	Ich sitze abends mit meiner Arbeitskollegin in ihrer Küche. Wir haben einen neuen Chef, der viel Druck ausübt. Heute hatte ich ein Gespräch mit ihm, in dem er mich scharf und ungerechtfertigt kritisiert hat. Wir trinken ein Glas Wein, meine Arbeitskollegin raucht und hat Zigaretten auf dem Tisch liegen. Ich bin seit 5 Tagen rauchfrei.
O:	Ich bin immer noch aufgewühlt. Schon seit Tagen bemerke ich eine vermehrte Anspannung (Nackenverspannung, Spannungskopfschmerz), da auf der Arbeit viel zu tun ist. Seit einigen Wochen plagen mich Müdigkeit und ein unruhiger Schlaf, deshalb trinke ich derzeit viel Kaffee. Ich habe Entzugssymptome, nehme keine Nikotinersatzprodukte.

Tab. 3: Verhaltensanalyse nach einem Rückfall (Fortsetzung)

R(kog):	»Eine Unverschämtheit, wie der mich behandelt hat! Was glaubt der eigentlich, wer er ist? Und ich habe dagestanden wie das Kaninchen vor der Schlange. Warum lasse ich mir bloß immer alles gefallen? Ich hätte mich wehren sollen. Aber ich kann meinen Job nicht riskieren, ich bin zu alt, um einen anderen zu finden. Hätte ich bloß vor ein paar Jahren gekündigt. Jetzt bleibt mir nichts anderes übrig, als es auszuhalten. Ich mache ja immer alles falsch.«
R(phys):	Fühle mich angespannt, gleichzeitig energielos
R(emot)	Ärger, später Niedergeschlagenheit
R(kog):	»Jetzt brauche ich eine Zigarette! Das ist nicht anders auszuhalten, das ist eine Ausnahmesituation. Ich rauche nur diese eine, danach höre ich wieder auf.«
R(mot):	Bitte die Arbeitskollegin um eine Zigarette, rauche.
K(k):	Anspannung, Aufregung und Niedergeschlagenheit lassen etwas nach.
K(l):	Mache mir Vorwürfe, zweifle daran ob ich es schaffe abstinent zu werden. Das Rauchverlangen tritt seitdem wieder häufiger auf.

S: Situation, **O:** Organismus, **R:** Reaktion, **phys:** physiologisch, **emot:** emotional, **kog:** kognitiv, **mot:** motorisch, **K:** Konsequenzen, **k:** kurzfristig, **l:** langfristig

Wichtig ist es herauszuarbeiten, dass meist mehrere Faktoren beteiligt waren, und dass es demzufolge mehrere Möglichkeiten gibt, um die Situation zu kontrollieren, d. h. sie entweder zu vermeiden oder in eine andere Richtung zu lenken. Rauchalternativen lassen sich auch aus den Konsequenzen heraus erarbeiten, die das Rauchen in dieser Situation mit sich brachte. Es ist wichtig zu betonen, dass die gewünschte kurzfristige Wirkung des Rauchens (z. B. Entspannung, Stressabbau) nachvollziehbar ist und dass auf sie nicht verzichtet werden soll. Es ist jedoch ungünstig, wenn das Rauchen die einzige Möglichkeit darstellt, um dies zu erreichen. Das Entschlüsseln kritischer Situationen zeigt auf, wo neue, gesündere Bewältigungsstrategien erforderlich sind, die dann innerhalb des Kurses erarbeitet werden. Zudem sollen die Kursteilnehmer für rückfallkritische Situationen sensibilisiert werden, damit sie diese antizipieren und aktiv beeinflussen lernen. Letzteres kann z. B. umgesetzt werden, indem man Auslöser vermeidet, einen Notfallplan erstellt, ungünstige Kognitionen überprüft, diskutiert und korrigiert (z. B. Annahmen bzgl. der Wirkung einer Zigarette), langfristige Konsequenzen diskutiert usw. Für die Teilnehmer kann es hilfreich sein, ein strukturiertes Arbeitsblatt zur Verfügung zu haben, in dem auslösende und nachfolgende Bedingungen eines Rückfalls protokolliert werden und das sie zuhause direkt nach einem Ausrutscher ausfüllen können bzw. sollten.

Ergänzende Literatur

Tuschen-Caffier, B., von Gemmeren, B. (2009) Problem- und Verhaltensanalyse. In: Margraf, J., Schneider, S. (Hrsg.) Lehrbuch der Verhaltenstherapie. 3. Auflage. Band 1: Grundlagen, Diagnostik, Verfahren, Rahmenbedingungen. Berlin, Heidelberg: Springer.

2.6　Medikamentöse Behandlung

2.6.1　Nikotinersatzmittel

Zur medikamentösen Behandlung der Tabakabhängigkeit stehen derzeit verschiedene Nikotinersatzmittel zur Verfügung: Nikotinkaugummi, Nikotintablette, Nikotinlutsch- und Nikotinsublingualtablette, Nikotinpflaster, Nikotinnasalspray (ist zugelassen, aber in Deutschland nicht mehr im Handel) und Nikotininhaler. Die meisten Produkte sind rezeptfrei in der Apotheke erhältlich. Im Folgenden werden die einzelnen Produkte näher beschrieben.

Durch den Einsatz von Nikotinersatzmitteln erhält der Körper weiterhin Nikotin, jedoch ohne die gesundheitsschädlichen Stoffe, die beim Anzünden einer Zigarette aufgenommen werden. Während beim Zigarettenrauchen das Nikotin rasch und in hohen Konzentrationen ins Blut gelangt, geben die Nikotinersatzmittel dies langsamer und in geringeren Dosen ab. Die Wirkungsweise der einzelnen Medikamente ist unterschiedlich. Die Behandlung mit dem Nikotinpflaster zielt darauf ab, durch einen gleichmäßigen Nikotinspiegel Entzugssymptome gar nicht erst aufkommen zu lassen. Demgegenüber ermöglichen die schneller wirkenden Medikamente in Form von Kaugummi. Inhaler, Spray und Tabletten eine rasche Nikotinsubstitution beim akuten Auftreten von Entzugserscheinungen. Die hohen Nikotinspitzen im Blut, wie sie Raucher durch den Tabakkonsum erleben, werden nur durch das Nasalspray erreicht. Bei den übrigen Produkten ist die Dosis bedeutend niedriger und geeignet, Entzugserscheinungen zu lindern, ohne dass die positiven Verstärkereffekte des Tabakkonsums vermittelt werden, was eine Abhängigkeitsentwicklung unwahrscheinlich macht. Durch die vorübergehende Nikotinzufuhr sollen die Entzugssymptomatik und das Rauchverlangen gemildert und der Entwöhnungsprozess erleichtert werden.

Das *Nikotinpflaster* enthält eine definierte Menge an Nikotin, das permanent an die Haut abgegeben wird. Es führt erst nach über 60 Minuten nach dem Aufkleben zur maximalen Nikotinkonzentration im Blut. Der erzeugte kontinuierliche Spiegel soll Nikotinwirkung und bisheriges Suchtverhalten entkoppeln. Für eine »notfallmäßige« Anwendung bei plötzlichem Rauchverlangen ist es nicht geeignet. Nikotinpflaster gibt es für die Wirkdauer von 16 und 24 Stunden. Das Medikament ist in drei Stärken verfügbar, die eine allmähliche Reduktion der Nikotindosis ermöglichen.

Das *Nikotinkaugummi* ist mit einem Wirkstoffgehalt von 2 mg und 4 mg verfügbar. Beim Kauen wird Nikotin über die Mundschleimhaut aufgenommen. Die Anflutungsgeschwindigkeit ist höher als beim Pflaster. Ein wirksamer Spiegel wird nach 15–30 Minuten erreicht. Pro Stunde können bis zu zwei Kaugummis gekaut werden, maximal 16 Stück pro Tag. Nach 6–8 Wochen sollte die Dosis reduziert und bis zur 12. Woche ganz ausgeschlichen werden.

Bei *Nikotintabletten* wird das Nikotin innerhalb von 20–30 Minuten freigesetzt und über die Mundschleimhaut aufgenommen. Die Lutschtablette wird gelutscht, die Sublingualtablette unter die Zunge gelegt. Wie beim Kaugummi ist ein wirksamer Spiegel innerhalb von 15–30 Minuten erreicht. Nikotintabletten gibt es mit einem Wirkstoffgehalt von 1 mg und 2 mg. Es sollten nicht mehr als 15 Tabletten pro Tag eingenommen werden. Über einen Zeitraum von etwa 12 Wochen sollte die Dosierung stufenweise reduziert werden.

Beim *Nikotininhaler* befindet sich das Nikotin in einer Kapsel, die in ein Plastikröhrchen mit Mundstück eingeführt wird. Über dieses Mundstück wird das Nikotin ohne Verbrennungsprozess eingeatmet und der Vorgang des Rauchrituals und der Inhalation nachgeahmt. Das Nikotin wird vor allem durch die Mundschleimhaut absorbiert. Das Höchstmaß an Nikotin im Blut wird etwa 20 Minuten nach Inhalationsbeginn erreicht. Die anfängliche Tagesdosis richtet sich nach dem Zigarettenkonsum und sollte über einen Zeitraum von 12 Wochen ausgeschlichen werden.

Bei der Anwendung von *Nikotinnasenspray* werden durch einen Sprühstoß in jedes Nasenloch je 0,5 mg Nikotin appliziert, das von der Nasenschleimhaut resorbiert wird. Im Vergleich zu anderen Nikotinersatzmitteln erfolgt die Nikotinsubstitution noch rascher und höher dosiert. Der Wirkungseintritt erfolgt innerhalb von 1–5 Minuten, der maximale Nikotinspiegel wird nach ca. 10 Minuten erreicht. Das Nasenspray ist indiziert bei starker Nikotinabhängigkeit (FTND-Werte von 7 bis 10) und hohem Tageszigarettenkonsum. Die initiale Tagesdosis von maximal einer Applikation bis zwei pro Stunde über einen Zeitraum von 8–12 Wochen sollte innerhalb der darauf folgenden Wochen ausgeschlichen werden. Der gesamte Zeitraum der Anwendung sollte 6 Monate nicht überschreiten. Die Sekundäreffekte sind stärker als bei den anderen Nikotinersatzmitteln, lassen jedoch nach einigen Tagen oder Wochen nach. Bei der Verwendung des Nasensprays besteht die Gefahr der Abhängigkeitsentwicklung, insbesondere wenn keine begleitende psychotherapeutische Unterstützung in Anspruch genommen wird.

Die Wirksamkeit der Nikotinersatzmittel ist wissenschaftlich nachgewiesen. Von einer vorübergehenden Nikotinsubstitution profitieren in der klinischen Erfahrung vor allem Raucher mit einem Konsum von mehr als zehn Zigaretten pro Tag. Insbesondere für Raucher mit einer starken Tabakabhängigkeit (mehr als 6 Punkte im FTND oder mehr als 20 Zigaretten pro Tag) reicht ein einzelnes Präparat oft nicht aus, um die Entzugssymptomatik zu lindern. In diesen Fällen kann ein Nikotinpflaster kombiniert werden mit einem rasch wirksamen Präparat, das innerhalb von 4–6 Wochen ausgeschlichen werden sollte. Im Einzelfall können Nikotinpräparate auch über den empfohlenen Zeitraum hinaus angewendet werden.

2.6.2 Nicht-nikotinhaltige Medikamente

Neben nikotinhaltigen Präparaten ist in Deutschland Bupropion (Zyban®), ein monozyklisches Antidepressivum, für die Tabakentwöhnung zugelassen. Die Wirkung wird durch die Wiederaufnahmehemmung von Noradrenalin und Dopamin erklärt. Die Anwendungsvorschriften sehen vor, dass erst eine Woche nach Beginn der Tabletteneinnahme der Tabakkonsum eingestellt wird. Die Medikation sollte bis mindestens 7 Wochen nach dem Rauchstopp weitergeführt werden. Nebenwirkungen sind u. a. Schlafstörungen und Mundtrockenheit. Außerdem besteht ein gering erhöhtes Risiko für Krampfanfälle, das vor allem bei gefährdeten Personen beachtet werden muss. Deshalb unterliegt die Verschreibung einer strengen Indikationsstellung.

Vareniclin (Champix®) ist ein selektiver partieller α4β2-Rezeptor-Agonist, d. h. es stimuliert gezielt eine Untergruppe der nikotinergen Acetylcholinrezeptoren und wirkt damit ähnlich wie Nikotin. Die Stimulation bewirkt eine anhaltende, im Vergleich zum Rauchen jedoch verminderte Dopaminausschüttung, wodurch Rauchverlangen und Entzugserscheinungen unterdrückt werden. Gleichzeitig werden dadurch beim Rauchen einer Zigarette die nikotinvermittelten Belohnungseffekte reduziert. Die Behandlung sollte vor dem Rauchstopp begonnen werden. Während dieser Zeit wird das Medikament schrittweise aufdosiert. Die Anwendung sollte 11 Wochen lang fortgesetzt werden. Nebenwirkungen sind u. a. Übelkeit, Schlaflosigkeit, abnorme Träume und Kopfschmerzen. Bei der Verschreibung von Vareniclin müssen diverse Kontraindikationen und Wechselwirkungen berücksichtigt werden. Zudem sollte bei Hinweisen auf eine Depressivität oder frühere Suizidalität eine strenge Indikationsstellung erfolgen und die Klienten während der Dauer der Einnahme beobachtet werden sollten.

Ergänzende Literatur

Batra, A. (2011) Therapie der Tabakabhängigkeit. Deutsches Ärzteblatt. 108(33): 555–564.

Batra, A., Schütz, C.G., Lindinger, P. (2006) Tabakabhängigkeit. In: Schmidt, L.G., Gastpar, M., Falkai, P., Gaebel, W. (Hrsg.) Evidenzbasierte Suchtmedizin. Behandlungsleitlinie Substanzbezogene Störungen. Köln: Deutscher Ärzte-Verlag. S. 91–142.

Arzneimittelkommission der Deutschen Ärzteschaft (2010) Empfehlungen zur Therapie der Tabakabhängigkeit. Arzneiverordnung in der Praxis, Band 37, Sonderheft 2 (Therapieempfehlungen), 2. Aufl. http://www.akdae.de/Arzneimitteltherapie/TE/index.html (Zugriff 12.09.12).

2.7 Durchführung der Behandlung

Das Standardprogramm für die Tabakentwöhnung erfolgt in drei Phasen:

1. Der Abstinenzvorbereitung (1.+ 2. Kurswoche), in der die Förderung der Motivation und das Kennenlernen des eigenen Rauchverhaltens im Vordergrund stehen,
2. der Konsumbeendigung (2. bis 3. Kurwoche), in der spezifische Strategien zum Erreichen des Rauchstopps und zum Umgang mit Rauchverlangen besprochen werden, und
3. der Stabilisierungsphase (3. bis 6. Kurswoche), in der der Aufbau von Alternativverhalten, Strategien zum Umgang mit rückfallkritischen Situationen, allgemeines gesundheitsförderliches Verhalten und der Umgang mit »Ausrutschern« und Rückfällen im Vordergrund der therapeutischen Interventionen stehen.

Die allgemeine Struktur bleibt für die einzelnen Sitzungen (abgesehen von der ersten Sitzung, die der Einführung und Vorstellung dient) im Wesentlichen gleich und folgt sieben Tagesordnungspunkten:

1. Begrüßung durch die Kursleiterin/den Kursleiter,
2. Messung des Kohlenmonoxids in der Ausatemluft und Eintragung der Werte in das Kursdiagramm,
3. Austausch über die Erfahrungen der letzten Woche,
4. Besprechung der Hausaufgaben und Übungen,
5. Besprechung des jeweiligen Schwerpunktthemas,
6. Planung der kommenden Hausaufgaben und Übungen,
7. Abschlussrunde.

Auch bei der individualisierten Tabakentwöhnung ist es sinnvoll, die Einteilung des Standardprogramms in Abstinenzvorbereitung, Konsumbeendigung, Stabilisierung und Rückfallprophylaxe beizubehalten. Modifikationen werden typischerweise in der Phase der Konsumbeendigung und vor allem in der Stabilisierungsphase erforderlich, in der rückfallkritische Situationen und abstinenzbedingte Probleme individuell sehr variieren können. In diesen Therapieabschnitten (Kurswoche 3 bis 6) können die in diesem Buch vorgestellten Spezial-Module eingesetzt werden. Die Kursstruktur ist flexibel genug, um auf die spezifischen Bedürfnisse der Gruppe oder einzelner Personen einzugehen und z. B. alternative Bewältigungsstrategien im Umgang mit Partnerschaftskonflikten zu besprechen. Gleichzeitig muss jedoch bedacht werden, dass der Kurs im Vergleich zu anderen psychotherapeutischen Programmen für Suchterkrankungen auf einen relativ kurzen Zeitraum beschränkt ist. Grundlegende, tief gehende und lang bestehende Lebensprobleme oder bestehende psychiatrische Erkrankungen können deshalb in diesem Rahmen nicht behandelt werden. In derartigen Fällen könnte ein Gespräch unter vier Augen, in dem Informationen über die Möglichkeiten einer weiterführenden Psychotherapie gegeben werden, die bessere Alternative sein. Die Therapeuten sollten sich stets bewusst sein, dass der Schwerpunkt einer Tabakentwöhnungsbehandlung auf dem Erreichen des Rauchstopps und der Stabilisierung der Abstinenz liegt. Auftretende Schwierigkeiten sollten im Wesentlichen mit Bezug auf das Nichtrauchen bzw. die Entstehung und Bewältigung rückfallkritischer Situationen besprochen werden und nicht ausgedehnt werden auf Grundsatzdiskussionen oder die Besprechung weitergehender psychischer Probleme, bei denen rasch das eigentliche Ziel der Behandlung verloren gehen kann.

2.8 Aufbau des Grundprogramms

1. Sitzung

Die erste Phase der Behandlung gilt der Abstinenzvorbereitung. Der Fokus liegt darauf, eine gute Kursatmosphäre zu schaffen, Änderungsmotivation und Selbstwirksamkeitserwartung zu fördern und einen Veränderungsplan zu entwickeln. Mithilfe der Psychoedukation soll ein Verständnis über das Wesen der Abhängigkeit vermittelt und die Therapierationale erläutert werden. Durch die Selbstbeobachtung setzen sich die Teilnehmer außerdem mit ihrem Rauchverhalten und seiner Funktionalität auseinander und lernen, Risikosituationen zu identifizieren und zu antizipieren. Der Entscheidungsfindungsprozess und die Veränderungsmotivation werden gefördert durch das Abwägen der Vor- und Nachteile des Rauchens und der Abstinenz. Ein wichtiger therapeutischer Baustein ist auch die Messung des Kohlenmonoxidgehalts der Ausatemluft mit Hilfe eines speziellen Kohlenmonoxid-Messgeräts. Dadurch kann den Kursteilnehmern eine unmittelbare Folge des Rauchens und später der Abstinenz auf den Körper veranschaulicht werden. Somit ist die Kohlenmonoxidmessung eine Motivationshilfe und gleichzeitig eine einfache Methode zur Abstinenzkontrolle.

Die Folien für das Standardprogramm (▸ Folien 1 bis 30) stehen in Form einer Power-Point-Präsentation über ContentPLUS zur Verfügung. Die ▸ Folien 31 bis 44 wurden dagegen speziell für die individualisierte Tabakentwöhnung entwickelt; ihr Einsatz wird in späteren Kapiteln beschrieben.

1. Sitzung	Inhalt
Einführung	Begrüßung, Organisatorisches, Kursinhalte
Vorstellungsrunde	Paarinterview (Name, Erwartungen, Befürchtungen)
CO-Messung	Hintergrundinformation, Durchführung und Dokumentation (Gruppendiagramm)

1. Sitzung	Inhalt
Psychoedukation zur Tabakabhängigkeit	Abhängigkeitskriterien, kurz- und langfristige Effekte des Rauchens, psychologische und physiologische Abhängigkeit, Behandlungsstrategien
Hausaufgaben	Selbstbeobachtung des Rauchverhaltens, Motivationsabklärung (Gründe für und gegen die Abstinenz)
Abschlussrunde	»Blitzlicht« aller Teilnehmer, kurze Rückmeldung über das aktuelle Befinden
Folien	1 bis 16

2. Sitzung

In der Phase der Konsumbeendigung werden allgemeine verhaltenstherapeutische Strategien zum Erreichen der Abstinenz besprochen (z. B. Stimuluskontrolle, Vertragsmanagement, soziale Unterstützung sowie operante Verstärkung) und von den Programmteilnehmern umgesetzt. Nach der Entwicklung von Rauchalternativen und der detaillierten Planung des ersten rauchfreien Tages legen die Kursteilnehmer in der zweiten Sitzung verbindlich einen Termin für einen Rauchstoppversuch fest. Bis zur nächsten Sitzung sollte dieser erfolgt sein, sodass in der dritten Sitzung von den Erfahrungen berichtet werden kann, die mit den bisherigen Strategien gesammelt wurden.

2. Sitzung	Inhalt
Einleitung	Begrüßung
CO-Messung	Durchführung und Dokumentation
Erfahrungsaustausch	Besprechung der Hausaufgaben • typische Rauchsituationen • Funktionalität des Rauchens • Motivationsabwägung
Schwerpunktthema: Vorbereitung des Rauchstopps	• Rauchalternativen sammeln • Gestaltung des 1. Nichtrauchertages • Informationen und Empfehlung zur medikamentösen Unterstützung • Festlegen des Rauchstopptermins
Hausaufgaben	Rauchalternativen erweitern, kritische Situationen protokollieren
Abschlussrunde	»Blitzlicht« aller Teilnehmer
Folien	17 und 22

3. bis 5. Sitzung

In der Phase der Abstinenzstabilisierung und Rückfallprophylaxe stehen im Vordergrund der therapeutischen Interventionen der Ausbau des Alternativverhaltens, Vertragsmanagement, operanter Verstärkung, soziale Unterstützung, Strategien zur Entspannung, der Umgang mit schwierigen Situationen, die Vermittlung allgemein gesundheitsförderlichen Verhaltens und die Sensibilisierung für rückfallkritische Situationen.

3. bis 5. Sitzung	Inhalt
Einleitung	Begrüßung
CO-Messung	Durchführung und Dokumentation
Erfahrungsaustausch	Offene Runde: Reflexion der vergangenen Woche hinsichtlich des Rauchstoppziels (Erfolge und Schwierigkeiten)
Besprechung der Hausaufgaben	Je nach Sitzung Ggf. Anpassung der medikamentösen Unterstützung
Schwerpunktthema: Stabilisierung des Nichtrauchens	• Umgang mit Rauchverlangen und rückfallkritischen Situationen (behaviorale und kognitive Strategien) • Strategien zur Rückfallprophylaxe und Aufrechterhaltung der Abstinenzmotivation (im Standardmanual: Belohnungen, soziale Unterstützung, Vereinbarungen, gesunde Lebensweise, Ernährung, Vermeidung von Gewichtszunahme, Entspannungstraining, Besprechung positiver Veränderungen) • Umgang mit individuellen Rückfällen (falls erforderlich)
Hausaufgaben:	• Entwickelte Strategien umsetzen • Erfolgreiche Strategien und rückfallkritische Situationen protokollieren
Abschlussrunde	»Blitzlicht« aller Teilnehmer
Folien	Je nach Themenschwerpunkt (▶ Kap. 3.1 bis 3.5)

6. Sitzung

In den Kurswochen drei bis fünf stehen die Abstinenzstabilisierung und die Rückfallprophylaxe im Vordergrund. Rückfälle einzelner Personen werden in den Sitzungen analysiert und Strategien zur erneuten Erreichung der Abstinenz direkt entwickelt. Die sechste Sitzung zielt darauf ab, den Teilnehmern Strategien an die Hand zu geben, mit denen sie eventuelle Rückfälle selbst managen können. Es werden kognitive und verhaltensbezogene Strategien zum Umgang mit Ausrutschern und Rückfällen besprochen.

6. Sitzung	Inhalt
Einleitung	Begrüßung
CO-Messung	Durchführung und Dokumentation
Erfahrungsaustausch	Offene Runde: Reflexion der vergangenen Woche hinsichtlich des Rauchstopps (Erfolge und Schwierigkeiten) Besprechung der Hausaufgaben
1. Schwerpunkt-thema: Stabilisierung des Nichtrauchens	• Wiederholung der bisherigen Therapieelemente • Diskussion der erfolgreichen Rückfallvermeidungsstrategien
2. Schwerpunkt-thema: Umgang mit Rückfällen	• Phasen des Rückfallprozesses • Kognitive und behaviorale Strategien zum Umgang mit »Ausrutschern« und Rückfällen • Erarbeitung eines individuellen Rückfallkrisenplans
Hausaufgaben:	• Entwickelte Strategien umsetzen • Erfolgreiche Strategien und rückfallkritische Situationen protokollieren
Abschlussrunde	Ausblick, Auswertung der Kurselemente
Folien	21, 23 und 24

Für die Phase der Abstinenzstabilisierung und Rückfallprophylaxe können aus einer Reihe kognitiv-behavioraler Skills-Training-Module, die im Folgenden dargestellt werden, diejenigen auswählt werden, die dem Bedürfnis der Gruppe am besten gerecht werden. Die Module dieser Phase sind für die praktische Anwendung konzipiert und enthalten viele Arbeitsblätter, die direkt einsetzbar sind. Wie bei den übrigen Kursmodulen ist es wichtig, dass die Teilnehmer diese anwenden und zuhause mit ihnen üben, sodass sie sich in der darauffolgenden Sitzung über ihre Erfahrungen mit diesem Modul austauschen können. Anhand der Arbeitsblätter können entsprechenden Bewältigungsstrategien entweder während der Sitzungen im Forum oder zuhause zur Vorbereitung auf die nächste Sitzung erarbeitet werden.

3 Spezielle Themen bei der Tabakentwöhnung

3.1 Schwere Entzugssymptomatik und starkes Craving

Inhalt	Präsentation/Material
Sammlung aktueller Entzugssymptome der Teilnehmer	Flipchart
Erklärung ihrer Entstehung	► **Folie 10** »Nikotinentzug –Hungrige Nikotinrezeptoren« ► **Folie 25** »Die Rolle der Gedanken«
Verlauf der Entzugssymptomatik herausarbeiten	Flipchart (Craving-Welle, ► **Kap. 3.1.2**)
Bewältigungsstrategien sammeln	Zweiergruppen: ► **Arbeitsblatt 1** »Über die (Craving-) Welle surfen« Plenum: ► **Arbeitsblatt 2** »Gedanken beeinflussen« ► **Folie 26** »Einen inneren Dialog führen« ► **Arbeitsblätter 3 und 4** »Umgang mit Entzugssymptomen I und II«
Craving-Notfallplan entwickeln	Zweiergruppen: ► **Arbeitsblatt 5** »Craving-Notfallplan«

3.1.1 Hintergrund

Entzugssymptome, Craving und Tabakentwöhnung

Das Nikotinentzugssyndrom besteht aus verschiedenen Symptomen unterschiedlicher Intensität und Ausprägung (► **Kap. 2.4**). Insbesondere bei starken oder häufig auftretenden Entzugserscheinungen besteht ein erhöhtes Rückfallrisiko. Einen großen Anteil daran haben emotionale Symptome wie Depressivität oder Reizbarkeit, aber auch physiologische Symptome wie Schlaflosigkeit und verstärkter Appetit können die Abstinenz erschweren. Craving (Rauchverlangen, »Suchtdruck«) ist als kognitive Komponente im Rahmen der Entzugssymptomatik mit dem Verlangen nach einer Substanz verknüpft. Dieses kann sich in unterschiedlichen Schweregraden äußern – von dem Gedanken an die Substanz (»Jetzt wäre es schön, eine Zigarette zu rauchen«) bis hin zu einem kontinuierlichen und unstillbaren Verlangen (»Das Einzige, was mich jetzt interessiert, ist eine Zigarette, und ich würde alles tun, um sie zu bekommen!«), bei dem die Gedanken nur noch um die Substanz kreisen.

Entzugssymptome treten sehr häufig zu Beginn einer Tabakentwöhnung auf und werden in der Regel schwächer, je länger die Abstinenz andauert. Insbesondere das Craving kann jedoch auch viele Wochen und Monate nach dem Rauchstopp noch fortbestehen. Oft wird es durch bestimmte interne oder externe Schlüsselreize ausgelöst, die mit dem Rauchen verbunden waren. Das Erleben von Craving wird von den Betroffenen meist als sehr unangenehm, frustrierend und außerhalb der eigenen Kontrolle erlebt. Es wird als einer der häufigsten Gründe für den frühzeitigen Abbruch eines Abstinenzversuchs genannt.

Ziele dieses Moduls

Nikotinersatzmittel oder andere Medikamente können das Auftreten von Entzugserscheinungen verhindern oder zumindest deren Intensität reduzieren. Allerdings sind wir in unseren Kursen des Öfteren Teilnehmern begegnet, die eine medikamentöse Mitbehandlung ganz ablehnen und psychologische Strategien zur Bewältigung von Rauchverlangen und Entzugserscheinungen bevorzugen. Craving lässt sich manchmal dadurch bewältigen, dass die Betroffenen es einfach ignorieren oder sich ablenken. Wenn diese Strategien nicht erfolgreich sind oder wenn das Rauchverlangen als unkontrollierbar erlebt wird, kann das im Folgenden vorgestellte Modul eingesetzt werden, um alternative kognitive und verhaltensbezogene Strategien erarbeiten. Zudem ist es wichtig, den Kursteilnehmern eine angemessene Bewertung und Einschätzung insbesondere des Craving zu vermitteln, z. B. derart:

- Das Auftreten von Craving im Verlauf der Entwöhnung ist völlig normal und kein Zeichen persönlichen Versagens.
- In der Regel tritt es nicht zufällig und unkontrolliert auf, sondern in spezifischen Situationen. Die inneren oder äußeren Auslöser können mittels Selbstbeobachtung und etwas Übung identifiziert werden.
- Craving ist zeitlich begrenzt, in den meisten Fällen auf 5–15 Minuten. Es wird auf jeden Fall vorübergehen, auch wenn keine Zigarette geraucht wird.
- Craving ist ein *gedankliches* Verlangen nach Zigaretten, dem nicht nachgegeben werden *muss*. Die Situation ist nicht lebensbedrohlich, und es wird nichts Schlimmes geschehen.

- Wenn die Kursteilnehmer es schaffen, das Craving zu bewältigen, ohne zu rauchen, wird es mit der Zeit schwächer und tritt seltener auf. Wenn stattdessen geraucht wird, wird das Verlangen nach Zigaretten wieder stärker und tritt häufiger auf.
- Kein Mensch ist dem Craving hilflos ausgesetzt. Es gibt Strategien, um es erfolgreich zu bewältigen. Das ist keine Frage der (willensstarken oder willensschwachen) Persönlichkeit, sondern eine Frage der Übung.

Ergänzende Literatur

Piasecki, T., Kenford, S., Smith, S., Fiore, M., Baker, T. (1997) Listening to nicotine: Negative affect and the smoking withdrawal conundrum. Psychological Science 8 (3): 184–189.

Tiffany, S.T. (1999) Cognitive concepts of craving. Alcohol Research & Health 23(3): 215–224.

3.1.2 Implementierung des Moduls in die Tabakentwöhnungsbehandlung

Zum Einstieg kann auf dem Flipchart zunächst gesammelt werden, welche Entzugssymptome die Teilnehmer bei sich wahrgenommen haben. Anschließend kann erneut ▶ Folie 10 »Nikotinentzug – Hungrige Nikotinrezeptoren« aus der ersten Sitzung aufgelegt werden, um das Auftreten von Entzugserscheinungen in einen Kontext zu stellen:

» Wie wir in der ersten Sitzung bereits besprochen haben, führt regelmäßiges Rauchen zur Vermehrung der Rezeptoren, und dies erfolgt in Abhängigkeit von der Rauchmenge. Diese sogenannte Up-Regulation wird heute als Grundlage für das Auftreten von Entzugserscheinungen betrachtet. Entzugserscheinungen sind somit einfach ein Symptom der Tabakabhängigkeit. Indem den Rezeptoren über eine begrenzte Zeit eine definierte Menge an Nikotin in Form von Nikotinersatzprodukten zugeführt und im Verlauf ausgeschlichen wird, kann sich der Körper allmählich daran gewöhnen, kein Nikotin mehr zur Verfügung zu haben. Entzugssymptome treten so nicht mehr oder zumindest deutlich geringer auf. Heute werden wir psychologische Strategien besprechen, mit denen Sie starkes Rauchverlangen bewältigen können. Dazu ist es interessant und wichtig, die eigene Abhängigkeit gut kennenzulernen und Situationen zu identifizieren, die Craving auslösen, um Rückfällen vorzubeugen.«

Folie 10

Nikotinentzug „Hungrige Nikotinrezeptoren"

- Depressive Stimmung
- Ängstlichkeit
- Nervosität, innere Unruhe
- Irritierbarkeit
- Reizbarkeit, Ungeduld
- Ärger, Aggressivität
- Starkes Verlangen nach Nikotin
- Konzentrationsstörungen
- Schlafstörungen
- Appetitsteigerung
- Müdigkeit
- Krankheitsgefühl oder Schwäche

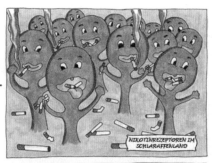

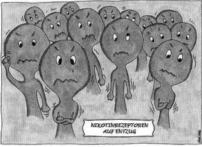

© 2013 W. Kohlhammer GmbH

An dieser Stelle kann es sinnvoll sein, die Rückfallgefahr bei einer Tabakabhängigkeit ins richtige Licht zu rücken. Die Teilnehmer sollten dieses Risiko keinesfalls auf die leichte Schulter nehmen, denn statistisch gesehen ist ein Rückfall sehr wahrscheinlich. Andererseits kann es sich sehr ungünstig auf die Motivation auswirken, wenn der Eindruck entsteht, man sei für den Rest seines Lebens höchst rückfallgefährdet und müsse ständig auf der Hut vor Versuchungssituationen sein. Es ist meist hilfreich, die Erfahrungen zu unterstreichen, die viele Teilnehmer bisher gemacht und auch häufig während des Erfahrungsaustausches bereits beschrieben haben: Es gibt Situationen, in denen das Nichtrauchen leicht fällt und andere, in denen es noch schwer fällt. Diese Situationen können nun am Flipchart gesammelt und mithilfe der Verhaltensanalyse näher beschrieben werden. So lassen sich schon sehr früh Ansätze zur Bewältigung erkennen.

Für den nächsten Schritt hat es sich unserer Erfahrung nach als hilfreich erwiesen, die Vorhersehbarkeit einer derartigen Situation herauszuarbeiten. Meistens wird es bereits während des Erfahrungsaustausches beschrieben, ansonsten kann es bei den Teilnehmern erfragt werden: *»Das Rauchverlangen kommt, wird stärker, dauert ca. 5–15 Minuten an und vergeht wieder. Es verebbt wie eine Welle, auch wenn nicht geraucht wird* (malen Sie dies anhand der Teilnehmerberichte auf das Flipchart-Poster). *Sie können lernen, damit umzu-*

gehen – bildlich gesprochen über sie hinweg zu surfen. Sie haben dabei eine sehr überschaubare Aufgabe, nämlich diese 5–15 Minuten zu überbrücken und diese eine Zigarette nicht zu rauchen.«

Teilen Sie dann ▶ **Arbeitsblatt 1** »Über die Craving-Welle surfen« aus und lassen Sie es in Zweiergruppen bearbeiten. Erarbeiten Sie anschließend im Plenum die Details, z. B.: Wodurch entsteht Rauchverlangen? Was genau ist das überhaupt (woran können Sie erkennen, dass es nicht Hunger, Durst o. Ä. ist)? Wie wirkt es sich aus? Hier sollte auch die Rolle der Gedanken sichtbar gemacht werden, die ja einen Großteil des Craving ausmachen und den weiteren Verlauf beeinflussen. Positive Gedanken an das Rauchen verstärken das Rauchverlangen, wirken sich ungünstig auf die Motivation aus und haben negative Auswirkungen auf die Stimmung, sodass eine sehr ungünstige Abwärtsspirale entstehen kann. Deshalb sollten diese kritischen Situationen so rasch wie möglich unterbrochen werden. Möglichkeiten zur Beeinflussung der auslösenden Situation (z. B. Vermeidung, sich bei den Nichtrauchern aufhalten, die Situation kurz verlassen, usw.) und zur Ablenkung (z. B. duschen, spazieren gehen) werden häufig schon in der zweiten Sitzung genannt. Stellen Sie anhand ▶ **Folie 25** die Rolle der Gedanken dar und fragen Sie die Teilnehmer nach eigenen Erfahrungen. Mit diesem Modul werden zusätzliche kognitive Strategien erarbeitet. Bei starkem Rauchverlangen ist es sinnvoll, mehrere Strategien miteinander zu kombinieren.

Folie 25

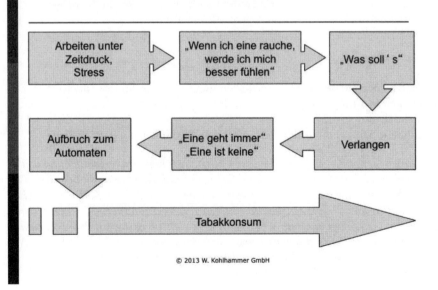
© 2013 W. Kohlhammer GmbH

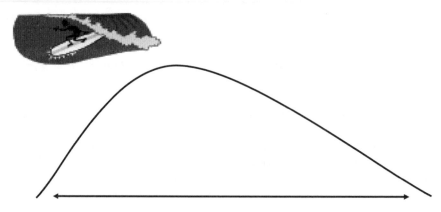

Rauchverlangen, 5-15 Minuten

Auslösende Situation →	Gedanken →	Gefühl → Körperempfindungen
Party mit Rauchern und viel Alkohol	So ein Mist, alle rauchen. Das Fest wäre viel schöner, wenn ich auch eine Zigarette hätte. Nur heute Abend …	Genervtheit, Ärger Innere Unruhe, Hin- und Herlaufen, Anspannung
Lösungsmöglichkeiten • Nicht hingehen • Keinen Alkohol trinken • Gäste informieren, dass Sie kürzlich aufgehört haben zu rauchen. • Bitten, Ihnen keine Zigarette anzubieten • Sich unter die Nichtraucher mischen	**Lösungsmöglichkeiten** • Gedankenstopp • Gedanken infrage stellen (»Engelchen und Teufelchen«) • mit Ex-/Nichtrauchern über diese Schwierigkeiten reden	**Lösungsmöglichkeiten** • sich etwas Gutes tun (z. B. einen leckeren Fruchtcocktail trinken) • durchatmen, 5 Minuten vor die Tür gehen

Kognitive Bewältigungsstrategien haben zum Ziel, die Spirale, in der sich alle Gedanken nur noch um das Rauchen drehen, möglichst rasch zu unterbrechen, und durch Bewusstmachung den unbesonnenen Griff nach einer Zigarette zu verhindern. Dies kann durch einen einfachen **Gedankenstopp** geschehen:

»Einen Gedanken zu haben bedeutet nicht, dass man ihn festhalten und weiter darüber nachdenken muss. Sobald Sie merken, dass Sie sich mit positiven Gedanken an das Rauchen beschäftigen, machen Sie sich klar: Solche Gedanken führen zu nichts – sie machen uns nur angespannt und nervös. Unterbrechen Sie den Gedanken mit dem Wort STOPP. Stellen Sie es sich bildlich vor. Atmen Sie mehrmals tief und bewusst und entspannen sie sich. Schließen Sie die Augen, sprechen Sie sich Mut zu und lenken Sie Ihre Aufmerksamkeit auf etwas Angenehmes, z. B. den nächsten Urlaub.«

Da viele Leute während des Cravings die Tendenz haben, sich nur an die positiven Seiten des Rauchens zu erinnern und die negativen zu vergessen, kann es hilfreich sein, sich bewusst mit diesen Denkfehlern auseinanderzusetzen: D. h. 1. den ungünstigen Gedanken erkennen, 2. ihn stoppen, 3. seine Fehler analysieren und 4. ihn durch einen hilfreichen Gedanken ersetzen.

Beispiel (▶ Folie 26 »Einen inneren Dialog führen)

→ Es wäre echt toll, jetzt eine Zigarette zu rauchen. Eine einzige Zigarette schadet nicht und ich habe es ja im Griff.

1. Moment, was denke ich da schon wieder?
2. STOPP! Halt!
3. Rauchen ist nicht toll! Ich fand es schrecklich, von Zigaretten abhängig zu sein. Und ich habe es auch nicht im Griff, das weiß ich aus Erfahrung. Ich habe in den letzten Wochen so viel Anstrengung aufgebracht, um mit dem Rauchen aufzuhören, und ich will nicht wieder von vorn beginnen. Es *würde* mir schaden! Eine Zigarette kann mir nichts Gutes tun!
4. Natürlich könnte ich rauchen. Niemand hält mich davon ab. Ich selbst entscheide, dass ich nicht rauche, weil ich wieder mehr Einfluss auf mein Leben haben will.

Folie 26

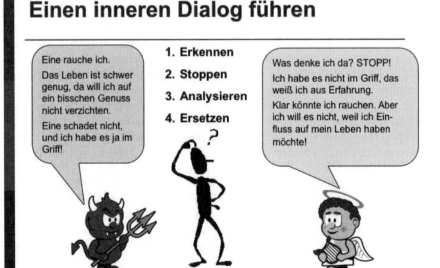

© 2013 W. Kohlhammer GmbH

41

Häufig berichten Kursteilnehmer von sich aus, dass sie sich »Engelchen« und »Teufelchen« auf ihren Schultern sitzend vorstellen, die sich diese verbalen Duelle liefern. Derartige Vorstellungsbilder können sehr hilfreich sein. Die Kursteilnehmer stellen sich manchmal auch vor, wie sie den hungrigen Nikotinrezeptoren Paroli bieten, z. B. »Von mir bekommt ihr nichts!« oder »Von euch lasse ich mich nicht unterkriegen!« Zudem kann es sinnvoll sein, noch einmal eine Liste zu erstellen mit den Gründen für den Rauchstopp und sich die Fortschritte zu vergegenwärtigen, die bisher erreicht wurden.

Teilen Sie ▸ **Arbeitsblatt 2** »Gedanken beeinflussen« aus. Sie können auch für jede Person einen individuellen **Notfallplan** zur Rückfallvermeidung erarbeiten lassen (am besten in Zweiergruppen), der auf einen Zettel geschrieben und in die Brieftasche gesteckt wird. Der Notfallplan sollte kurz, übersichtlich und in Stresssituationen gut durchführbar sein, z. B.:

NOTFALLPLAN

Wenn ich starkes Rauchverlangen habe, dann unternehme ich folgende Schritte:

1. ich stehe sofort auf,
2. ich atme tief durch,
3. ich trinke ein Glas Wasser,
4. evtl. nehme ich ein Nikotinersatzprodukt,
5. ich rufe anschließend meine Freundin/meinen Freund _____ an
6. falls ich sie/ihn nicht erreiche, mache ich eine Entscheidungsbalance-Übung[1].

Wenn sich die Entzugserscheinungen der Teilnehmer nicht nur als Craving, sondern auch als emotionale und körperliche Symptome äußern, verwenden Sie zusätzlich die ▸ **Arbeitsblätter 3 und 4** zu »Umgang mit Entzugssymptomen«. Falls Depressivität oder Stimmungsschwankungen sehr ausgeprägt sind, können Sie auch Elemente aus dem Modul »Negative Gefühle« (▸ **Kap. 3.2**) einsetzen. Sehr hilfreich sowohl in der ersten Phase der Tabakentwöhnung als auch langfristig ist regelmäßige Bewegung, Sport und/oder ein begleitendes körperliches Trainingsprogramm. Es erleichtert den Umgang mit Entzugssymptomen und Craving, verbessert die Stimmung und kann eine Gewichtszunahme verhindern oder zumindest in Grenzen halten.

Durch Selbstbeobachtung und Selbstreflexion sollen die Teilnehmer in die Lage versetzt werden, persönlich kritische Situationen zu antizipieren und sich entsprechend vorzubereiten. Lassen Sie jede Person die kritischsten Situationen benennen, die bis zur nächsten Sitzung bevorstehen (z. B. Stammtisch, Grillparty usw.). Empfehlen Sie den Teilnehmern, sich schriftlich darauf vorzubereiten,

---

[1] Siehe Arbeitsblatt 6 (»Entscheidungsbalance«) am Ende dieses Kapitels

wie sie sich in den entsprechenden Situationen verhalten können. So kann verhindert werden, dass die Situation eskaliert und das Rauchverlangen überwältigend wird. Ermuntern Sie die Teilnehmer auch, jede erfolgreiche Bewältigungsstrategie, die sie zwischen den Sitzungen angewendet haben, zu protokollieren und beim nächsten Mal im Erfahrungsaustausch vorzustellen.

Arbeitsblatt 1

Über die (Craving-)Welle surfen

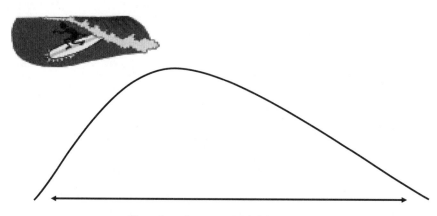

Rauchverlangen, 5-15 Minuten

Auslöser	Gedanken, Gefühle, Körperempfindungen	Verhalten

Alternativen	Alternativen	Alternativen

Arbeitsblatt 2

Gedanken beeinflussen

Gedankenunterbrechung

Wenn Ihnen Gedanken durch den Kopf gehen, die Rauchverlangen auslösen,
unterbrechen Sie sie so schnell wie möglich.

→ Sagen Sie laut: STOPP! oder stellen Sie sich ein Stopp-Schild vor.

→ Sprechen Sie sich Mut zu, z. B. „Ich will und ich kann aufhören!"

→ Richten Sie dann Ihre Aufmerksamkeit bewusst auf etwas Positives.

Die Verlangensattacke wird bald schwächer und dann werden Sie ganz leicht damit fertig.

Wenn es sich um einen Gedanken handelt, mit dem Sie sich auseinandersetzen *müssen*, dann
schreiben Sie ihn auf und denken Sie zu einem späteren Zeitpunkt darüber nach, den Sie gezielt
auswählen.

Dialog

Wenn das Rauchverlangen sehr stark ist, haben Sie vielleicht die Tendenz, sich nur an die
positiven Aspekte des Rauchens zu erinnern und die negativen zu vergessen. Treten Sie mit den
Seiten in einen Dialog, um sich alle Aspekte bewusst zu machen:

„Es ist eine Katastrophe, dass du nie wieder rauchen darfst. Früher war alles viel besser. Jetzt rauch' schon eine, eine schadet nicht und du hast es doch jetzt im Griff. Und Zigaretten schmecken dir doch auch!"	„Nein, du hast dich entschieden aufzuhören! Du hast es nicht im Griff, das weißt du aus Erfahrung. Willst du wieder von vorn beginnen? Und es **würde** dir schaden! Eine Zigarette kann dir nichts Gutes tun."

Vorstellungsbilder

Stellen Sie sich hilfreiche Bewältigungsbilder vor, z. B.:

➢ die hungrigen Nikotinrezeptoren, denen Sie erfolgreich widerstehen

➢ wie täglich ein weiterer Rezeptor verhungert und ihr Verlangen immer schwächer wird

➢ wie Sie über die Craving-Welle surfen

➢ das Rauchverlangen als einen Vertreter, der Ihnen etwas andrehen will, das Sie gar nicht
haben wollen.

Arbeitsblatt 3

Umgang mit Entzugssymptomen I

Denken Sie daran: Entzugssymptome sind vorübergehend und verschwinden in der Regel nach einigen Tagen oder wenigen Wochen!

Die folgenden Tipps können Sie bei der Bewältigung von Entzugssymptomen unterstützen.

Gereizte niedergeschlagene Stimmung

- Erklären Sie anderen, dass Sie gerade mit Rauchen aufgehört haben und daher reizbarer sind als sonst. Bitten Sie um Verständnis und bieten Sie einen späteren Ausgleich an.
- Versuchen Sie Konflikten und Ärger aus dem Weg zu gehen und verschieben Sie Konfliktlösungen, bis es Ihnen wieder besser geht.
- Toben Sie sich aus, z. B. beim Sport. Bewegen Sie sich viel.
- Atmen Sie mehrfach tief ein und aus. Sprechen Sie sich Mut zu, z. B.: Der Entzug dauert nicht mehr lange. Ich schaffe das schon!
- Trinken Sie einen Tee oder nehmen Sie ein entspannendes Bad. Machen Sie Kurzentspannungen so häufig, wie Sie früher geraucht haben.
- Tun Sie sich etwas Gutes, lassen Sie sich verwöhnen und belohnen Sie sich häufig für Ihr Durchhaltevermögen.
- Denken Sie an die positiven Seiten des Nichtrauchens. Beobachten Sie fröhliche Menschen die nicht rauchen, und machen Sie sich bewusst wie wohl sie sich ohne Zigarette fühlen.
- Denken Sie an ein positives Lebensziel, z. B. Ihren nächsten Urlaub. Wenn Ihnen langweilig ist, widmen Sie sich der Ausarbeitung ihrer Pläne.

Müdigkeit, niedriger Blutdruck, Abgespanntheit

- Schlafen Sie viel, gehen Sie früh ins Bett.
- Machen Sie regelmäßig kleine Pausen, Mittagsschlaf usw.
- Achten Sie auf ein ausgewogenes Verhältnis zwischen Bewegung und Entspannung.
- Sorgen Sie für viel frische Luft.
- Trinken Sie viel, nehmen Sie leichte Kost zu sich.
- Erhöhen Sie evtl. die Dosis der Nikotinersatzmittel.

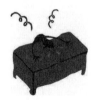

Arbeitsblatt 4

Umgang mit Entzugssymptomen II

Konzentrationsprobleme:

- Laden Sie sich in der nächsten Zeit nicht zu anstrengende geistige Arbeit auf.
- Beschäftigen Sie sich nicht zu lange mit derselben Aufgabe, sondern wechseln Sie öfter.
- Verlegen Sie wichtige Arbeiten auf Zeiten, in denen Sie Ihr „Tageshoch" haben.
- Machen Sie regelmäßig kleine Pausen und versuchen Sie dabei abschalten, z. B. durch einen Spaziergang oder eine Atemübung am offenen Fenster.
- Reduzieren Sie Ihre Anforderungen für eine begrenzte Zeit.

Rauchverlangen

- Denken Sie daran: das Rauchverlangen wird in ein paar Minuten wieder vergehen.
- Wenden Sie den Gedankenstopp an.
- Suchen Sie nach hilfreichen Vorstellungsbildern.
- Suchen Sie eine rauchfreie Umgebung auf.
- Machen Sie für jede Zigarette die Sie früher in dieser Situation geraucht hätten, einen 10-minütigen Spaziergang.
- Lenken Sie sich ab. Üben Sie dabei Tätigkeiten aus, die das Rauchen erschweren (Sport, Gartenarbeit usw.).
- Rufen Sie Ihre/n Abstinenzhelfer/in oder Coach an.
- Nehmen Sie ein Nikotinersatzprodukt.
- Beschäftigen Sie Ihre Hände, nehmen Sie einige tiefe Atemzüge.

Andere körperliche Beschwerden

- Einige Symptome (z. B. Husten) sind Anzeichen dafür, dass der Körper sich von den Auswirkungen des Tabaks erholt.
- Bei Verdauungsproblemen: Essen Sie ballaststoffreiche Kost und trinken Sie viel. Sorgen Sie für regelmäßige Bewegung. Verwenden Sie Hausmittel wie Leinsamen, Weizenkleie oder ein Glas warmes Wasser nach dem Aufstehen.
- Schlafstörungen: Bewegen Sie sich viel. Vermeiden Sie Kaffee, trinken Sie ein Glas warme Milch zur Schlafenszeit. Wenn Sie nicht schlafen können, stehen Sie auf und notieren Sie, was Ihnen durch den Kopf geht.
- Verspannungen: Schwimmen, Sauna oder Dehnübungen helfen Ihnen sich zu lockern. Lassen Sie sich öfter massieren.

Arbeitsblatt 5

Craving-Notfallplan

Entwickeln Sie jetzt schon einen konkreten Plan für den Fall, dass Sie starkes Rauchverlangen bekommen. Warten Sie damit nicht, bis das Verlangen so stark ist, dass Sie nicht mehr klar denken können. Halten Sie sich während einer Craving-Attacke genau an den Plan in der vorgesehenen Reihenfolge.

NOTFALLPLAN

Wenn ich starkes Rauchverlangen habe, dann unternehme ich folgende Schritte:

1. _____

2. _____

3. _____

4. _____

5. _____

6. _____

7. _____
.

Arbeitsblatt 6

Entscheidungsbalance-Übung

Nehmen Sie sich Zeit, diese Tabelle auszufüllen. Was empfinden Sie, während Sie Rauchverlangen spüren? Listen Sie Ihre persönlichen Gründe auf, die jetzt in diesem Moment für oder gegen eine Zigarette sprechen. Sprechen Sie anschließend mit jemandem darüber oder ziehen Sie selbst eine Bilanz: Ist ein Rückfall seine Kosten wert?

Meine Gründe jetzt zu rauchen:	Meine Gründe jetzt nicht zu rauchen:
Vorteile des Rauchens	**Vorteile des Nichtrauchens**
Nachteile des Nichtrauchens	**Nachteile des Rauchens**

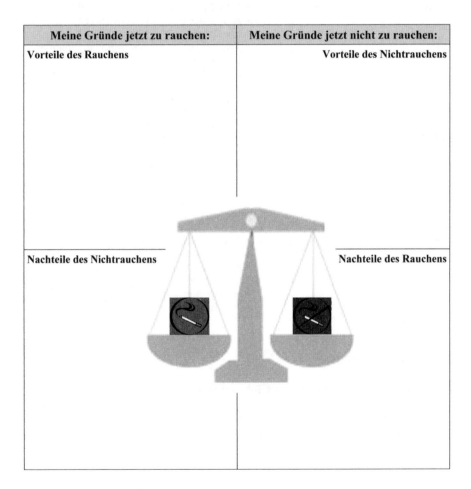

3.2 Negative Gefühle

Inhalt	Präsentation/Material
Zusammenhang zwischen Gedanken, Gefühlen und Verhalten erarbeiten	▶ **Folie 27** »Wie das Rauchen erlernt wird«, ▶ **Folie 28** »Innere Prozesse« ▶ **Folie 29** »Verhaltensanalyse – Rauchen« ▶ **Folie 30** »Wie hängen Gefühle, Gedanken und **Verhalten** zusammen?«
Planung angenehmer Tätigkeiten	▶ **Folie 31** »Planung angenehmer Aktivitäten« ▶ **Arbeitsblatt 7** »Liste angenehmer Aktivitäten« ▶ **Arbeitsblatt 8** »Meine Hitliste angenehmer Aktivitäten« ▶ **Arbeitsblatt 9** »Pflichten und Vergnügungen« ▶ **Arbeitsblatt 10** »Wochenplan«
Erkennen positiver und negativer Gedanken	Zweiergruppen: ▶ **Arbeitsblatt 11** »Anton und Berta« ▶ **Folie 32** »Wie hängen Gefühle, **Gedanken** und Verhalten zusammen?« ▶ **Folie 33** »Beispiel: Negative Gedanken« und ▶ **Folie 34** »Beispiel: Positive Gedanken« Plenum: ▶ **Arbeitsblatt 12** »Ungünstige Überzeugungen und Denkmuster«
Ungünstige Gedanken unterbrechen und verändern/ersetzen	▶ **Arbeitsblatt 13** »Gedanken beeinflussen« Flipchart: ABC-Methode einführen ▶ **Folie 35** »Die ABC-Methode« und ▶ **Folie 36** »Die ABC-Methode – Alternative« Flipchart: Alternative Gedanken ▶ **Arbeitsblatt 14** » ABC-Methode«

3.2.1 Hintergrund

Negative Gefühle, Rauchen und Tabakentwöhnung

Negative Stimmungen wie Ärger, Niedergeschlagenheit, Angst, Reizbarkeit usw. sind normale menschliche Erfahrungen. Sie treten sowohl bei Rauchern als auch Nichtrauchern auf. Der Zusammenhang zwischen negativen Gefühlen, Rauchen und Tabakentwöhnung ist komplex. Negative Gefühle werden häufig als Motive für den Tabakkonsum genannt, und oft haben Raucher weniger Bewältigungsstrategien als Nichtraucher entwickelt, um mit negativen Gefühlen umzugehen. Zudem weisen Studienergebnisse darauf hin, dass sich unter Rauchern ein höherer Anteil an Personen mit psychischen Erkrankungen befindet als unter Nichtrauchern. Einerseits wird angenommen, dass das Rauchen zur Selbstmedikation und zur Linderung der psychiatrischen Symptomatik eingesetzt wird (die u. a. negative Gefühle beinhaltet, ▶ **Kap. 2.3**). Andererseits können nach einem Rauchstopp

50

negative Gefühle im Rahmen der Entzugssymptomatik auftreten und die Abstinenz erheblich erschweren (▶ Kap. 2.1 und 3.1). Diese Symptome können im Einzelfall so ausgeprägt sein, dass sie die Kriterien für eine depressive Episode erfüllen. Besonders gefährdet scheinen dabei Personen mit einer depressiven oder einer anderen psychiatrischen Erkrankung in der Anamnese zu sein, selbst wenn sie zu Beginn der Behandlung und zum Zeitpunkt des Rauchstopps keine klinische Symptomatik aufwiesen. Kursteilnehmer, die in der Vergangenheit unter einer Panikstörung gelitten hatten, berichteten uns, nach dem Rauchstopp wieder Panikattacken erlebt zu haben. Häufig treten derartige Symptome lediglich in den ersten Wochen der Entwöhnung auf und gehen dann wieder vorbei. Es ist jedoch möglich, dass sie darüber hinaus andauern. Dies sollte frühzeitig erkannt werden, da dies u. U. eine gesonderte Behandlung erfordert. Viele Studien konnten zeigen, dass ein negativer Affekt die Abstinenzerwartungen reduziert und das Rückfallrisiko selbst bei Personen erhöht, die keine psychische Erkrankung haben.

Wenn Teilnehmer im diagnostischen Fragebogen oder während der Sitzungen vom Vorhandensein einer psychiatrischen Erkrankung oder beeinträchtigenden psychischen Symptomen berichten, sollte der Therapeut ein Gespräch unter vier Augen anbieten. Im Rahmen dieses Gesprächs sollte die Person über die Zusammenhänge zwischen Rauchen/Abstinenz und Stimmung aufgeklärt, nach früheren Erfahrungen mit der Tabakabstinenz befragt und gegebenenfalls über Möglichkeiten einer psychiatrischen oder psychotherapeutischen Behandlung von psychischen Erkrankungen informiert werden. Wichtig ist auch der Hinweis darauf, wie notwendig es ist, eine Psychopharmakatherapie zu überprüfen, da sich durch die Abstinenz die Serumspiegel der regelmäßig eingenommenen Medikamente verändern können. Diese Situation wird vermutlich nicht in jedem Kurs auftreten. In der Regel werden jedoch auch von psychisch gesunden Kursteilnehmern bei der Besprechung diejenigen rückfallkritischen Situationen als besonders schwierig empfunden, die den Umgang mit negativen Gefühlen beinhalten. Deshalb ist es aus therapeutischer Sicht hilfreich, Strategien zum Stimmungsmanagement vermitteln zu können.

Wie Gefühle entstehen

Um Strategien zur emotionalen Regulation erarbeiten zu können, ist es wichtig ein Modell darüber zu vermitteln, wie Gefühle überhaupt entstehen. Viele Menschen attribuieren ihre Stimmung ausschließlich auf äußere Situationen. Dabei ist die Stimmung nur zum Teil das Resultat äußerer Ereignisse. Kritische Lebensereignisse (z. B. der Verlust einer wichtigen Person, Arbeitsplatzverlust) ebenso wie dauerhafte alltägliche Stressoren (Mobbing am Arbeitsplatz, Beziehungsprobleme) erhöhen die Wahrscheinlichkeit für negative Stimmungen und Depressionen. Angenehme Ereignisse und positive Verstärkungen wirken sich dagegen günstig auf die Stimmung aus. Manche Personen haben aufgrund ihrer Lebensführung bzw. Lebensumstände nur wenig positive, verstärkende Erlebnisse oder sogar viele negative. Die Zigarette und das Rauchritual werden von Rauchern häufig als sehr positiv bewertet und erscheinen als belohnende Ereignisse unverzichtbar. Deshalb besteht eine Komponente der Stimmungsregulation darin, die Wahrscheinlichkeit für eine positive Verstärkung zu erhöhen.

Obwohl situationsbedingte Faktoren beim Entstehen von Gefühlen eine Rolle spielen, ist die Stimmung keine direkte Reaktion auf äußere Faktoren. Vielmehr bestimmen unsere Kognitionen, d. h. in erster Linie unsere Bewertung einer Situation, wie wir emotional darauf reagieren. Ein und dasselbe Ereignis kann bei verschiedenen Personen (oder sogar bei derselben Person unter verschiedenen Umständen) sehr unterschiedliche Reaktionen hervorrufen. Kritik von einer Arbeitskollegin kann z. B. als interessante Rückmeldung, unverschämte Grenzüberschreitung oder Bestätigung der angenommenen eigenen Unfähigkeit wahrgenommen werden und dementsprechend das Gefühl von Neugierde, Ärger oder Niedergeschlagenheit mit den dementsprechenden Verhaltensweisen und Konsequenzen hervorrufen. Dabei sind die Gefühlskonsequenzen in der Regel spezifisch für die Gedanken: Der Gedanke »Das ist eine Unverschämtheit!«, löst Gefühle von Wut und Ärger aus. Verzweiflung wird von dem Gedanken »Es ist alles so furchtbar. Wie soll das bloß weitergehen?« ausgelöst. »Das ist toll!« – dieser Gedanke löst Freude aus usw. Die Gedanken und Bewertungen laufen in der Regel schnell und automatisch ab, sodass wir uns ihrer häufig nicht bewusst sind. Eine weitere Komponente der Stimmungsregulation hat deshalb zum Ziel zu lernen, wie man sich diese ungünstigen Kognitionen bewusst machen und sie beeinflussen kann. Kognitive Therapien, die sich auf die Veränderung von Denkprozessen konzentrieren, haben sich bei der Behandlung einer Reihe psychischer Erkrankungen als wirksam erwiesen und sind mittlerweile fester Bestandteil der allgemeinen Psychotherapie.

Ziele dieses Moduls

Dieses Modul kann eingesetzt werden, wenn den Kursteilnehmern durch das Auftreten negativer Gefühle die Abstinenz erschwert wird. Es ist nicht möglich und auch nicht wünschenswert, negative Gefühle völlig zu vermeiden. Die menschliche emotionale Erlebnisfähigkeit beinhaltet eine breite Palette positiver, neutraler und negativer Gefühle. Für das Erleben eines Verlusts oder das Nichterreichen eines persönlich wichtigen Ziels kann Trauer oder Enttäuschung eine absolut angemessene Reaktion sein. Es ist daher wichtig, negative Gefühle erleben und aufarbeiten zu können, ohne sich von ihnen überwältigen zu lassen. Es kann aber ein therapeutisches Ziel sein, sie in ihrer Intensität und Häufigkeit zu beeinflussen und ungünstige Reaktionen auf negative Stimmungen (wie z. B. Rauchen) durch konstruktivere Reaktionen zu ersetzen.

Die Teilnehmer lernen dabei, sich die intern ablaufenden Prozesse bewusster zu machen. Außerdem sollen automatische Gedanken und ungünstige Denkmuster, die zu negativen Emotionen führen, identifiziert, kritisch hinterfragt und durch alternative, günstigere Gedanken ersetzt werden. Diese Vorgehensweise ist in der Depressionsbehandlung schon lange etabliert. Falls der Alltag einer Person überwiegend aus negativen Ereignissen besteht, sollten zudem Wege gesucht werden, um diese zu verringern. Gleichzeitig können in die Tagesplanung regelmäßig größere und kleinere erfreuliche Aktivitäten mit einbezogen werden, um den Alltag ausgewogen zu gestalten. Es empfiehlt sich, das Thema Stimmungsmanagement über mehrere Stunden hinweg immer wieder aufzugreifen.

Ergänzende Literatur

Ellis, A. (1997) Die rational-emotive Therapie. 5. Auflage. München: Pfeiffer.

Hautzinger, M. (2003) Kognitive Verhaltenstherapie bei Depressionen: Behandlungsanleitungen und Materialien. 6. Auflage. Weinheim: Beltz.

Hautzinger, M. (2000) Depression im Alter: Erkennen, bewältigen, behandeln. Ein kognitiv-verhaltenstherapeutisches Gruppenprogramm. 1. Auflage. Weinheim: Beltz.

Kühner, C., Weber, I. (2001) Depressionen vorbeugen: Ein Gruppenprogramm nach R. F. Munoz. Göttingen: Hogrefe.

Piasecki, T., Kenford, S., Smith, S., Fiore, M., Baker, T. (1997) Listening to nicotine: Negative affect and the smoking withdrawal conundrum. Psychological Science 8(3): 184–189.

Wilhelm, K., Arnold, K., Niven,H., Richmond, R. (2004) Grey lungs and blue moods: Smoking cessation in the context of lifetime depression history. Australian and New Zealand Journal of Psychiatry 38: 896–905.

3.2.2 Implementierung des Moduls in die Tabakentwöhnungsbehandlung

Psychoedukation – Wie beeinflusst das Verhalten die Stimmung?

▶ Folie 27 »Wie das Rauchen erlernt wird«, ▶ Folie 28 »Innere Prozesse«, ▶ Folie 29 »Verhaltensanalyse Rauchen« ▶ Folie 30 »Wie hängen Gefühle, Gedanken und Verhalten zusammen?«

Folie 27

© 2013 W. Kohlhammer GmbH

»Viele von Ihnen haben bereits berichtet, dass Sie das Rauchen einsetzen, um unangenehme Gefühle zu reduzieren. Sie rauchen z. B., um sich zu beruhigen, wenn Sie ärgerlich sind. Sie können auch angenehme Gefühle intensivieren, zum Beispiel auf einer Party oder beim Betrachten des Sonnenuntergangs. Häufig wird vor oder nach Pflichten geraucht, um sich bei Laune zu halten und einen Ausgleich für ungeliebte Tätigkeiten zu finden. Vielleicht haben Sie es nicht immer bewusst so eingesetzt – welche Funktion die Zigarette zur Beeinflussung der eigenen Stimmung hat, merken viele Raucher erst dann, wenn sie mit dem Rauchen aufgehört haben. Daher ist es wichtig, sich der ablaufenden inneren Prozesse und Absichten bewusst zu werden und Strategien zu entwickeln, mit denen Sie Ihre Stimmung gezielt beeinflussen können.

Folie 28

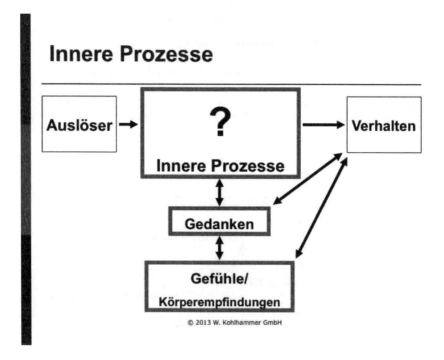

Gedanken, Gefühle und Verhalten beeinflussen sich gegenseitig. Wir wollen uns zunächst auf den Zusammenhang zwischen Verhalten und Gefühl/Stimmung konzentrieren.

Folie 29

Verhaltensanalyse: Rauchen

Auslösende Situation	Gedanken	Gefühl Körper-empfindung	Verhalten	Folgen
➡	➡	➡	➡	➡
Arbeiten unter Zeitdruck	„Ich brauch' jetzt eine Pause" „Ich hab' mir eine Pause verdient"	Unruhe Anspannung	*Rauchen*	Konzentration ↑ Entspannung (kurzfristig) Abhängigkeit (langfristig)
Streit mit Partner/ Ärger	„Wenn ich jetzt nicht rauche, platze ich!"	Starke Anspannung Erhöhter Blutdruck	*Rauchen*	Beruhigung (kurzfristig) Gesundheits-schäden (langfristig)

Kursziel: Alternativen

Wahrscheinlich kennen Sie das aus eigener Erfahrung: Sie fühlen sich schlecht, vielleicht auch deprimiert, und Sie reagieren darauf, indem Sie sich zurückziehen, weniger aktiv sind, und somit auch weniger Dinge unternehmen, die für Sie angenehm sind. Durch den Rückzug nehmen Sie sich die Möglichkeit, angenehme Erfahrungen zu machen, die Ihre Stimmung positiv beeinflussen könnten. Dies führt in der Regel dazu, dass Sie sich noch schlechter fühlen. Man kann sich dies im negativen Sinn als eine Art Teufelskreis oder Abwärtsspirale vorstellen. Umgekehrt – also als positive Spirale – funktioniert es aber auch. Vielleicht haben Sie es schon erlebt, dass Sie sich trotz schlechter Stimmung aufgerafft haben zu einer Unternehmung, die dann tatsächlich Ihre Laune ein wenig verbessert hat, sodass Sie sich motiviert fühlten, weitere Unternehmungen zu planen usw.«

55

Folie 30

Wie hängen Gefühle, Gedanken und Verhalten zusammen?

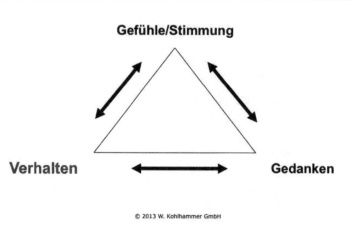

Gefühle/Stimmung

Verhalten   Gedanken

© 2013 W. Kohlhammer GmbH

Strategien zur Stimmungsverbesserung

»Einen großen Einfluss auf Ihre Stimmung können Sie über das nehmen, was Sie tun.

Folie 31

Planung angenehmer Aktivitäten

- Gleichgewicht zwischen Pflicht und Vergnügen schaffen
- Vereinbarung mit sich selbst treffen
- Planung angenehmer Aktivitäten im Wochenplan
- „Nein" sagen – Erlaubnis, an sich selbst zu denken

© 2013 W. Kohlhammer GmbH

56

In den nächsten Wochen sollen Sie gezielt positive Tätigkeiten als Rauchalternative einsetzen, vor allem in Situationen, in denen Sie starkes Rauchverlangen erleben oder niedergeschlagen, gereizt oder traurig sind. Ich möchte Sie dazu ermutigen, dabei experimentierfreudig zu sein und Dinge auszuprobieren, mit denen Sie bisher noch keine Erfahrung haben. Dafür haben wir eine Liste mit potenziell angenehmen Aktivitäten erstellt.«

→ **Arbeitsblatt 7** »Liste angenehmer Aktivitäten« und
→ **Arbeitsblatt 8** »Meine Hitliste angenehmer Aktivitäten«

»Wie Sie sehen, müssen angenehme Tätigkeiten nicht unbedingt besondere Ereignisse sein, die viel Geld kosten. Häufig sind es auch kleine Dinge oder einfache Aktivitäten, die Sie gut in Ihren Alltag integrieren können. Bitte bearbeiten Sie diese Liste bis zur nächsten Sitzung. Damit Sie einen besseren Überblick über die Tätigkeiten bekommen, die Ihnen am meisten Spaß machen, notieren Sie aus der Liste angenehmer Tätigkeiten Ihre liebsten 20 bis 30 Aktivitäten auf einem separaten Blatt.«

Angenehme Tätigkeiten planen

→ **Arbeitsblatt 9** »Pflichten und Vergnügungen« und
→ **Arbeitsblatt 10** »Wochenplan«

»Überlegen Sie für die kommende Woche, was Sie tun müssen und was Sie gern tun möchten. Tragen Sie zunächst Ihre Pflichten in den Wochenplan ein. Teilen Sie Ihre Pflichten in kleine Arbeitsschritte, lassen Sie dazwischen Platz für angenehme Tätigkeiten. Legen Sie fest, wie viele angenehme Tätigkeiten Sie pro Tag unternehmen möchten (nicht weniger als zwei) und welche Sie zuerst ausprobieren möchten.«

→ **Folie 37** »Planung angenehmer Aktivitäten«

- *Gleichgewicht*: Ziel ist es, ein ausgewogenes Gleichgewicht zu finden zwischen Dingen, die Sie tun müssen und Dingen, die Sie tun möchten. Das heißt nicht, dass es die gleiche Anzahl sein muss, sondern dass die angenehmen Aktivitäten zu einem körperlichen und emotionalen Ausgleich der Anstrengungen führen, die mit den Pflichten verbunden sind.
- *Abmachung*: Treffen Sie mit sich selbst eine Abmachung, den Wochenplan tatsächlich umzusetzen. Nehmen Sie sich vor, Ihr Leben anders zu gestalten als bisher und andere Schwerpunkte zu setzten. Belohnen Sie sich für die Einhaltung des Wochenplans, aber auch für erreichte Teilziele.
- *Planung*: Mögliche Hindernisse bei der Umsetzung Ihres Plans umgehen Sie am besten dadurch, indem Sie ihnen vorgreifen, z. B. einen Babysitter organisieren, einen Terminkalender verwenden etc.

- *Nein sagen*: Lernen Sie, »Nein« zu sagen, wenn Ihnen Anforderungen von außen zu viel werden. Sie haben ein Recht darauf, die Anliegen anderer abzulehnen und Ihre eigenen Interessen zu verfolgen. Wenn jemand Ihre Zeit in Anspruch nehmen möchte, während Sie etwas geplant haben, dann lehnen Sie freundlich ab. Sie können der Person einen anderen Termin vorschlagen oder anbieten, ihr zu einem anderen Zeitpunkt zu helfen.

Hausaufgaben

- Liste angenehmer Aktivitäten bearbeiten
- Meine Hitliste angenehmer Aktivitäten ausfüllen.
- Arbeitsblatt: Was muss ich? Was will ich?
- Wochenplan aufstellen

Arbeitsblatt 7

Liste angenehmer Aktivitäten

Hier finden Sie eine Liste mit Aktivitäten, die für Sie angenehm sind oder sein könnten. Bitte markieren Sie die Aktivitäten, die Sie gern wieder häufiger in Ihren Alltag einbauen wollen. Überlegen Sie insbesondere, welche Tätigkeiten als Alternative zum Rauchen geeignet sind.

Einen Kurzausflug ins Grüne machen		Eine Sammlung anlegen	
Sich über Sport/Kinofilme unterhalten		Mit Freunden zusammen kochen	
Für einen guten Zweck spenden		Wasserski, surfen, tauchen	
Federball/Badminton/Squash spielen		Cartoons, Comic-Hefte lesen	
Zu einem Konzert gehen		An einer Gruppenreise teilnehmen	
Urlaub planen/organisieren		Alte Freunde wieder treffen	
Segeln, Motorboot, Kajak oder Kanu fahren		Einen Wochenend-/Campingausflug machen	
Sich künstlerisch betätigen (Zeichnen, Filme drehen, Bildhauerei usw.)		Ein Konzert, eine Opern- oder Ballettaufführung besuchen	
Eine Bergtour machen, wandern		Mit Haustieren spielen	
Antiquitäten/Möbel restaurieren		Zimmer oder Haus umgestalten	
Einen früheren Freund anrufen, den man lange nicht mehr gesehen hat		Nachts die Sterne oder den Mond betrachten	
Zu einer Sportveranstaltung gehen		Fotos oder Dias ansehen	
Ein gutes Buch lesen		Fotografieren	
Zu Vorträgen gehen		Kurse an der Volkshochschule besuchen	
Golf oder Minigolf spielen		Auf ein Volksfest gehen	
Sich politisch betätigen (Partei, Bürgerinitiative usw.)		Sich von einem/einer Bekannten sein/ihr Spezialgebiet erklären lassen	
Puzzle, Rätsel, Denkaufgaben lösen		Zum Friseur/zur Kosmetikerin gehen	
Tennis oder Tischtennis spielen		Schmusen, küssen	
Eine Dusche oder ein Bad nehmen		Leute zum Lachen bringen	
Holz- oder Schreinerarbeiten ausführen		Ausschlafen und im Bett frühstücken	
Romane, Erzählungen oder Gedichte schreiben		Ein lange hinausgeschobenes Vorhaben beginnen	
Sich mit Tieren beschäftigen		In eine Bibliothek gehen	
Dinge aus der Natur sammeln (Steine, Holz, Pilze usw.)		Geschenke vorbereiten (Weihnachten, Geburtstag, Ostern)	
In einem Chor singen		Eine Party veranstalten	
Sich beruflich fortbilden		Leute beobachten	
Ein neues Rezept ausprobieren		Einen Stand auf dem Flohmarkt haben	

59

Arbeitsblatt 7 (Fortsetzung)

Etwas ganz Neues lernen (Fremdsprache, Musikinstrument usw.)		Sich in einem gemeinnützigen/sozialen Verein engagieren	
Gegenstände reparieren		Radfahren/eine Radtour machen	
Lebensmittel einmachen, einfrieren, Vorräte anlegen		Etwas entwerfen (Kleid, Möbelstück usw.)	
Schauspielerisch tätig sein		Angeln gehen	
Musik machen		Einen Spaziergang machen	
Vor sich hin singen		Ins Kino oder Theater gehen	
Billard spielen		Einen Spieleabend organisieren	
Schach, Dame oder andere Brettspiele spielen		Mit künstlerischen Materialien arbeiten (Ton, Leder usw.)	
Einen Kaffee/Eiskaffee trinken		Ein leckeres Essen kochen	
Zirkus oder Zoo besuchen		Barfuß gehen	
Kegeln, Bowling spielen		Morgens früh aufstehen	
Tiere beobachten		In der Hängematte liegen	
Gartenarbeiten verrichten		Freunde besuchen oder einladen	
Tanzen		Jemanden massieren	
In der Sonne sitzen und sich bräunen		Musik hören	
Einen Vergnügungspark besuchen		Zeitung oder Zeitschriften lesen	
Sich über Philosophie, Politik oder Religion unterhalten		Laufen, Joggen, Walken, Gymnastik betreiben	
Am Wasser sitzen		Ein Museum/eine Ausstellung besuchen	
An einem Treffen oder einer Familienfeier teilnehmen		Den Himmel, die Wolken oder ein Unwetter beobachten	
Briefe oder Tagebuch schreiben		Jemanden beraten/jemandem helfen	
In ein Dampfbad oder eine Sauna gehen		Jemandem Komplimente machen	
Grillen		Reiten	
Eine neue Sportart beginnen		In einer Musikgruppe mitspielen	
Sich um eine neue Stelle bewerben		Witze anhören oder erzählen	
...		...	

Modifiziert nach Hautzinger (2003)

Arbeitsblatt 8

Meine Hitliste angenehmer Aktivitäten

Notieren Sie hier aus der „Liste angenehmer Tätigkeiten" Ihre liebsten 20–30 Aktivitäten.

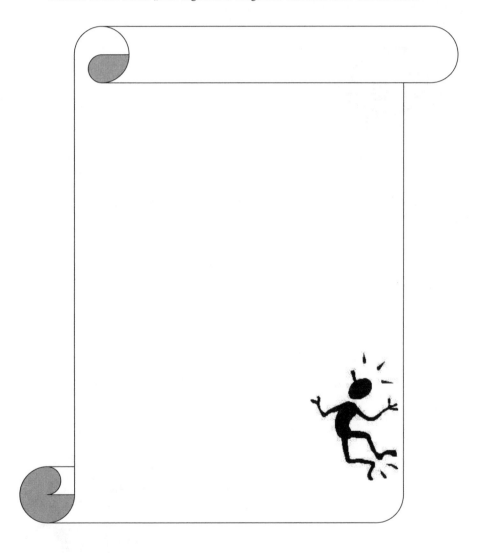

61

Arbeitsblatt 9

Pflichten und Vergnügungen

Nehmen Sie sich Zeit und überdenken Sie, welche Dinge Sie in der kommenden Woche erledigen müssen und für welche positiven Dinge Sie sich gerne Zeit einräumen möchten. Das macht es einfacher, Ihre Pflichten und Vergnügungen in den Wochenplan einzubauen.

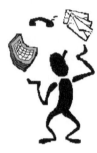

Was ich tun muss..........	Was ich gerne tun möchte.......

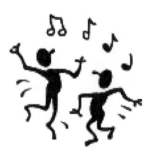

Arbeitsblatt 10

Wochenplan

Tragen Sie bitte in diesen Wochenplans Ihre Pflichten und positiven Aktivitäten ein. Achten Sie insbesondere darauf, dass Sie Zeiten, in denen Sie früher geraucht haben, mit Aktivitäten füllen.

	Morgens	Mittags	Abends
Montag			
Dienstag			
Mittwoch			
Donnerstag			
Freitag			
Samstag			
Sonntag			

Folgesitzung

Erfahrungsaustausch im Umgang mit der Planung angenehmer Aktivitäten

- Welche Erfahrungen haben die Teilnehmer beim Aufstellen und Testen der persönlichen Hitliste positiver Aktivitäten gemacht?
- Inwiefern ist es ihnen gelungen, ein ausgewogeneres Verhältnis von Pflichten und Vergnügungen herzustellen?
- Wie ist die Umsetzung/Gestaltung des Wochenplanes gelungen? Wo gab es Schwierigkeiten?

Bestärken Sie die Teilnehmer und ermutigen Sie sie, den Wochenplan in der nächsten Zeit weiterzuführen, denn:

- Mithilfe des Wochenplans können mögliche Stressquellen identifiziert werden (z. B. zu viele Pflichten).
- Durch eine gezielte Planung positiver Aktivitäten steigt die Wahrscheinlichkeit, diese auch umzusetzen und dadurch einen günstigen Einfluss auf die Stimmung zu nehmen (die möglicherweise im Rahmen der Tabakentwöhnung weniger stabil ist als üblich).
- Die Tagesstruktur war vor dem Rauchstopp häufig auch durch Rauchpausen mitbestimmt. Der Wochenplan soll die Teilnehmer dabei unterstützen, eine neue Struktur zu entwickeln.

Gedanken beeinflussen die Stimmung → Erkennen positiver und negativer Gedanken

»Sie haben gerade im Erfahrungsaustausch beschrieben, dass sich einerseits Ihr Befinden gebessert hat und Sie die positiven Veränderungen deutlich spüren. Andererseits gibt es aber immer noch Situationen oder sogar Tage, an denen Ihnen die Abstinenz sehr schwerfällt. Sie sind dann schlechter Dinge und haben vielleicht sogar Zweifel an Ihrem Entschluss. Wir werden heute über die Gedanken und Einstellungen sprechen, die es Ihnen schwer machen sich wohlzufühlen und die Abstinenz durchzuhalten.

→ Folie 32 »Wie hängen Gedanken, Gefühle und Verhalten zusammen?«

Folie 32

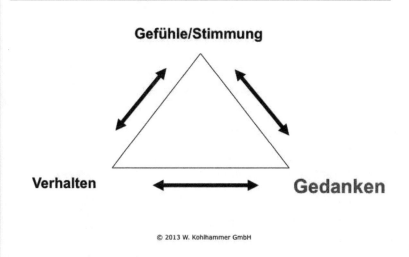

Wie hängen Gefühle, Gedanken und Verhalten zusammen?

Gefühle/Stimmung

Verhalten ←————→ **Gedanken**

© 2013 W. Kohlhammer GmbH

Wir werden besprechen, wie wir mithilfe unserer Gedanken Einfluss auf unsere Stimmung nehmen können. Dazu habe ich Ihnen ein Beispiel mitgebracht.«

→ **Arbeitsblatt 11** »Anton und Berta«

Lassen Sie das Arbeitsblatt zunächst in Zweiergruppen besprechen. Diskutieren Sie anschließend im Plenum.

Fazit: Anton hat ungünstige Überzeugungen, die dazu führen, dass er niedergeschlagen ist, hoffnungslos wird und frühzeitig aufgibt. Seine Gedanken beeinflussen also seine Stimmung, seine Abstinenzmotivation und sein Verhalten. Für Menschen mit derartigen Denkmustern ist es schwieriger, auf positive und aufbauende Gedanken zu kommen, da diese sich leider nicht automatisch einstellen, so wie es die negativen Gedanken häufig tun.

Sammeln Sie nun am Flipchart Beispiele für ungünstige Gedanken, die die Teilnehmer in der vergangenen Woche selbst haben. Diese Gedanken müssen nicht unbedingt auf das Rauchen/Nichtrauchen bezogen sein. Gesucht wird nach Gedanken im Zusammenhang mit Situationen, in denen die eigene Stimmung von positiv/neutral nach negativ gekippt ist, z. B.:

- »Das schaffe ich nie.«
- »Ich kann das nicht aushalten.«
- »Wenn ich jetzt rauchen würde, würde es mir viel besser gehen.«
- »Ohne Zigaretten macht das Leben keinen Spaß mehr.«

→ **Folie 33** »Beispiele; Negative Gedanken«

Folie 33

Beispiele Negativer Gedanken

- Ich schaffe es sowieso nicht rauchfrei zu werden/zu bleiben.

- Ohne Zigarette habe ich keinen Genuss mehr in meinem Leben.

- Das bringt ja doch alles nichts.

- Hätte ich bloß nie angefangen zu rauchen.

- Alle anderen hier im Kurs sind viel besser als ich.

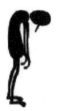

© 2013 W. Kohlhammer GmbH

→ **Folie 34** »Beispiele: Positive Gedanken«

Folie 34

Beispiele Positiver Gedanken

- Als Nichtraucher/in werde ich mich nach und nach immer besser fühlen.

- Ich kann stolz auf mich sein, ich bin schon __X__ Tage Nichtraucher/in.

- Das Leben ist auch ohne Zigaretten interessant.

- Ein netter Abend mit Freunden macht Spaß.

- Es macht mir Spaß, neue Gewohnheiten als Nichtraucher/in zu entwickeln.

© 2013 W. Kohlhammer GmbH

Arbeiten Sie heraus, was genau daran ungünstig ist: z. B. wenn Selbstabwertung/Selbstzweifel geäußert werden oder eine negative Sicht der Zukunft, oder wenn über einen sehr langen Zeitraum positiv ans Rauchen bzw. negativ an das Nichtrauchen gedacht wird. Zusätzlich:

→ **Arbeitsblatt 12** »Ungünstige Überzeugungen und Denkmuster«

Gedanken beeinflussen die Stimmung → Ungünstige Gedanken unterbrechen

>*Es ist ganz normal, von Zeit zu Zeit negative Gedanken zu haben. Zum Problem werden diese nur, wenn man sie gar nicht abschütteln kann und wenn sie gegenüber den positiven Gedanken weitaus überwiegen. Es ist jederzeit möglich, diese Gedanken zu unterbrechen. Das muss allerdings geübt werden. Was unternehmen Sie normalerweise, um sich auf bessere Gedanken zu bringen«?*

Strategien der Teilnehmer erfragen und an der Flipchart sammeln. Danach:

→ **Arbeitsblatt 13** »Gedanken beeinflussen« austeilen und gemeinsam besprechen.

>*Wenden Sie all diese Techniken in der kommenden Woche zuhause an und notieren Sie ihre Erfahrungen. In der nächsten Sitzung werden wir eine weitere Methode besprechen, mit deren Hilfe Sie gezielt Einfluss auf Ihre Gedanken nehmen können. Das setzt allerdings voraus, dass Sie sich häufiger beobachten und sich immer wieder bewusst machen, wann und welche negativen Gedanken Ihnen durch den Kopf gehen. Versuchen Sie sich darin bis zur kommenden Kurswoche regelmäßig, auch wenn es Ihnen anfangs etwas merkwürdig erscheint.«*

Arbeitsblatt 11

Anton ☹   und   Berta ☺

Notieren Sie hinter jedem Satz das Gefühl, das in Ihnen entsteht.

Schritt 1: „Soll ich den Rauchstopp wagen?"

☹ „Es hat keinen Sinn, ich werde es sowieso nicht schaffen." → Gefühl: _____

☺ „Ich kann es zumindest versuchen"   → Gefühl: _____

Wer schafft es Ihrer Ansicht nach eher das Rauchen aufzugeben, Anton oder Berta? Warum?

Schritt 2: „Ich habe nach dem Rauchstopp starkes Rauchverlangen."

☹ „Ich gebe auf. Ich habe nicht genügend Willenskraft."   → Gefühl: _____

☺ „Es wird vorbeigehen. Ich versuche es ohne Zigarette zu überstehen." → Gefühl: _____

Wer hat größere Chancen abstinent zu bleiben, Anton oder Berta? Warum?

Schritt 3: „Ich habe den Rauchstopp am geplanten Termin nicht geschafft."

☹ „Ich habe es ja gewusst. Meine Sucht ist zu stark. Es ist hoffnungslos." → Gefühl: _____

☺ „Heute war ein schlechter Tag. Ich werde morgen einen neuen Versuch machen und die Zeit heute nutzen, um mich besser vorzubereiten."   → Gefühl: _____

Wer hat größere Chancen den Rauchstopp letztendlich doch noch zu schaffen? Warum?

Modifiziert nach Kühner und Weber (2001)

Arbeitsblatt 12

Ungünstige Überzeugungen und Denkmuster

Ungünstige Überzeugungen beinhalten z. B. Selbstzweifel, Selbstabwertungen und eine negative Sicht der aktuellen Lebenssituation, der Welt im Allgemeinen und der Zukunft. Derartige Gedanken laufen häufig automatisch ab. Solange sie uns nicht bewusst sind, können wir sie nicht auf ihre Angemessenheit prüfen und die Auswirkungen auf unser Befinden erkennen.

Typische Denkfallen sind:

▶ **Unrealistische Selbstansprüche**: „Ich darf keine Fehler machen"

▶ **Katastrophisierungen,** extreme Beurteilung von Situationen: „Es ist nicht auszuhalten ohne Zigarette, absolut unerträglich!"

▶ **Absolute Forderungen,** unrealistische Ansprüche an die Umwelt, Einhaltung persönlicher Vorstellungen und Wünsche fordern: „Wenn ich mit dem Rauchen aufhöre, MUSS mein/e Partner/in darauf Rücksicht nehmen."

▶ **Pessimismus,** nur das Negativste annehmen: „Ich werde sowieso rückfällig."

▶ **Generalisierungen,** Verallgemeinerungen aufgrund eines einzelnen Vorfalls vornehmen: „Ich habe heute eine Zigarette geraucht. Bei mir geht auch immer alles schief. Nie gelingt mir etwas."

▶ **Selbstunterschätzung,** Abwertung eigener Leistung, Zurückführung eigener Erfolge auf Glück oder Zufall: „Ich habe heute nicht geraucht. Da habe ich ja ausnahmsweise mal Glück gehabt."

▶ **Unrealistische Ziele**: „Ich will mein Leben ändern, aber es darf keine Mühe kosten"

▶ **Negativfokus,** in einer Situation oder bei der Bilanzierung die negative Aspekte betonen und die positiven ignorieren: „Ich habe heute nicht geraucht, aber ich hatte drei Mal starkes Rauchverlangen. So wird das nie etwas."

▶ **Passivität,** Ablehnung von Verantwortung: „Ich kann keinen Einfluss auf mein Rauchverlangen nehmen. Ich bin darauf angewiesen, dass andere in meiner Anwesenheit nicht rauchen."

▶ **Schwarz-Weiß-Denken**: „Der Rauchstopp muss beim ersten Versuch klappen, sonst bin ich ein Versager."

Haben Sie diese oder ähnliche Gedanken schon bei sich selbst beoebachtet?

Modifiziert nach Hautzinger (2003)

69

Arbeitsblatt 13

Gedanken beeinflussen

Gedankenstopp

Wenn Sie merken, dass Ihnen Dinge durch den Kopf gehen, die eine negative Gedanken- und Gefühlsspirale in Gang setzen, unterbrechen Sie diese sofort.

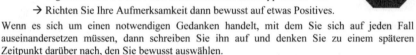

→ Sagen Sie laut: STOPP! oder stellen Sie sich ein Stopp-Schild vor.

→ Richten Sie Ihre Aufmerksamkeit dann bewusst auf etwas Positives.

Wenn es sich um einen notwendigen Gedanken handelt, mit dem Sie sich auf jeden Fall auseinandersetzen müssen, dann schreiben Sie ihn auf und denken Sie zu einem späteren Zeitpunkt darüber nach, den Sie bewusst auswählen.

Zukunftsprojektion

Nicht immer ist es möglich und sinnvoll, negative Gefühle aufzuschieben oder in positive zu verändern. Für das Erleben eines Verlustes oder das Nichterreichen eines wichtigen Zieles kann Trauer oder Enttäuschung eine absolut angemessene Reaktion sein.

Manchmal haben wir in derartigen Situationen die Vorstellung, wir werden uns niemals wieder besser fühlen. Wir stehen wie in einer Sackgasse vor einer verschlossenen Tür.

Hier ist es hilfreich, die Tür zu öffnen und sich gedanklich in die Zukunft zu versetzen. Stellen Sie sich vor, es ist 1 Jahr vergangen und Sie blicken heute auf diese Situation zurück. Wie betrachten Sie das Ereignis aus der zeitlichen Distanz heraus? Wie haben Sie es damals geschafft diese Situation zu bewältigen? Welchen Einfluss hat das damalige Ereignis auf Ihr aktuelles Leben?

Selbstbelohnung

Loben Sie sich selbst für jeden rauchfreien Tag, für all die Dinge, die Sie geändert habe oder anders machen seitdem Sie rauchfrei sind. Erkennen Sie an, was Sie geleistet haben! Ein aufrichtiges Selbstlob verbessert die Stimmung und steigert die Motivation.

Gedankliche Selbstbelohnung kann sein:

„Ich bin stolz auf mich, weil ich es geschafft habe schon ..... Tage rauchfrei zu bleiben!"

„Das habe ich gut gemacht!"

„Ich lerne, mein Verhalten besser zu steuern"

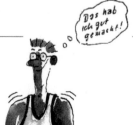

Folgesitzung

Hausaufgabenbesprechung

- Wie ist die Umsetzung/Gestaltung des Wochenplans gelungen? Wo gab es Schwierigkeiten?
- Welche Erfahrungen haben die Teilnehmer beim Einsatz der Strategien zur Steigerung der positiven und Verringerung der negativen Gedanken gemacht?
- Welche positiven und auch negativen (automatischen) Gedanken in Bezug auf das Nichtrauchen oder auch das Rauchen sind ihnen bewusst geworden?

Ungünstige Gedanken verändern: Die ABC-Methode

Die ABC-Methode (Ellis 1997) sollten Sie gut einführen und erklären. Bevor Sie den Teilnehmern die Aufgabe geben, ein ABC-Schema zuhause auszufüllen, sollten während der Sitzung im Forum mehrere Analysen – mindestens eine – exemplarisch am Flipchart erarbeitet worden sein.

»Nachdem Sie in der letzten Kurswoche Strategien kennengelernt haben, mit denen Sie Einfluss auf Ihre Gedanken nehmen können, werden wir heute besprechen, wie Sie negative Gedanken gezielter verändern können. Die Technik wird ABC-Methode genannt. Das A steht für Auslösendes Ereignis, das B für Ihre subjektive Bewertung des Ereignisses und das C für die Konsequenzen, für Ihre Gefühle und Ihr Verhalten. Wir gehen davon aus, dass jeder Mensch mit jedem Ereignis ein bestimmtes Gefühl verbindet, das mehr oder weniger intensiv sein kann. Jedoch nicht das Ereignis direkt bestimmt, wie ich mich fühle, sondern meine persönliche Bewertung des Ereignisses.«

Sie können an dieser Stelle entweder die Kursteilnehmer nach eigenen Beispielen und Erfahrungen fragen oder selber eine Situation vorgeben, z. B. (▶ **Folie 35** »Die ABC Methode«):

Folie 35

Die ABC-Methode

A Auslösendes Ereignis	B Bewertung	C Gefühls- und Verhaltens-konsequenz
Ich stelle morgens fest, dass ich seit dem Rauchstopp 3 kg zugenommen habe	Das ist ja furchtbar! Der Rauchstopp ist ohnehin so anstrengend, und jetzt auch noch das – da fange ich lieber wieder an zu rauchen! Ich werde sowieso nie etwas hinkriegen ...	Frustriert, verzweifelt Steigt ins Auto, um Zigaretten zu kaufen

© 2013 W. Kohlhammer GmbH

Ellis, A. (1997) Die rational-emotive Therapie.

A Auslösendes Ereignis	B Bewertung	C Gefühls- und Verhaltens-konsequenz
Ich stelle morgens nach dem Aufstehen fest, dass ich seit dem Rauchstopp 3 kg zugenommen habe.		

»Versetzen Sie sich in die Szene. Welche Gedanken könnten Ihnen in dieser Situation kommen?« Sammeln Sie ein paar Beiträge, z. B.:

A Auslösendes Ereignis	B Bewertung	C Gefühls- und Verhaltens-konsequenz
Ich stelle morgens nach dem Aufstehen fest, dass ich seit dem Rauchstopp 3 kg zugenommen habe.	Das ist ja furchtbar! Wie soll das bloß weitergehen? Es ist sowieso alles Mist seit dem Rauchstopp, ich wusste es ja vorher. Es ist alles so anstrengend und jetzt auch noch die Gewichtszunahme – da fange ich lieber wieder an zu rauchen. Ich werde sowieso nie etwas hinkriegen ...	Frustriert, verzweifelt. Steigt ins Auto, um Zigaretten zu kaufen.

»*Selbst wenn es nachvollziehbar ist, dass Sie in dieser Situation keinen Freu-dentanz aufführen (was Sie natürlich tun könnten aufgrund der Tatsache, dass Sie noch abstinent sind!), so sehen Sie doch, dass die Konsequenzen, die aus Ihrer Bewertung resultieren, sehr ungünstig sind. Sie verschlechtern Ihre Stimmung enorm und gefährden Ihre Abstinenz. Nachdem Sie diese Zu-sammenhänge protokolliert haben, können Sie mithilfe der ABC-Methode alternative, konstruktivere oder angemessenere Überlegungen anstellen und niederschreiben. Es ist möglich, dass Ihnen das am Anfang fremd und un-glaubwürdig vorkommt, aber versuchen Sie diese Idee nicht sofort zu ver-werfen. Überlegen Sie einfach, ob es theoretisch noch andere Möglichkeiten gäbe, um über diese Situation nachzudenken, oder ob andere Menschen, die Sie kennen, die Situation anders beurteilen würden. Wir wollen das an un-serem Beispiel einmal erarbeiten*« (▶ **Folie 36** »Die ABC-Methode – Alter-native«):

Folie 36

Die ABC-Methode – Alternative

A Ereignis	B Neue bewertende Gedanken	C Gefühls- und Verhaltens-konsequenz
Ich stelle morgens fest, dass ich seit dem Rauchstopp 3 kg zugenommen habe	Es gefällt mir nicht, dass ich zugenommen habe. Aber immerhin bin ich noch rauchfrei, das ist mir wichtiger. Ich werde mit meiner Freundin einen regelmäßigen Walking-Termin vereinbaren, das wird auch mei-ner Stimmung gut tun. In den nächsten Monaten konzentriere ich mich erst einmal darauf, mei-ne Abstinenz zu stabilisieren.	**Gelassen** **Telefoniert mit Freundin**

Hausaufgaben

→ **Arbeitsblatt 14** »Die ABC-Methode«

> »Bitte bearbeiten Sie in der kommenden Woche eine Situation (bis drei Situationen) mit diesem Schema. Wählen Sie Situationen, in denen Sie Rauchverlangen hatten oder sich schlecht gefühlt haben. Es ist wichtig, dass die Übung nicht nur in Gedanken durchgeführt wird, sondern die automatischen ungünstigen Bewertungen und die konstruktiven Alternativen niedergeschrieben werden. Durch das Aufschreiben wird es für Sie einfacher, eine emotionale Distanz zu den Ereignissen und den eigenen Bewertungen zu bekommen. Falls Ihnen keine Alternativen einfallen, fragen Sie Freunde, wie sie über diese Situation denken würden, oder versuchen Sie sich vorzustellen, wie eine andere Person vermutlich reagieren würde.«

Als Therapeut sollten Sie die Erfahrungen mit dieser Übung in der darauffolgenden Sitzung besprechen und ggf. noch einmal Beispiele am Flipchart bearbeiten.

Arbeitsblatt 14

Die ABC-Methode

Die ABC- Methode dient dazu, ungünstige Gedanken (Bewertungen, Überzeugungen) bewusst zu machen und sie zu verändern. Analysieren Sie in der kommenden Woche 1-3 Situationen anhand dieses Schemas. Wählen Sie Situationen in denen Sie starkes Rauchverlangen hatten oder sich schlecht (z. B. niedergeschlagen, frustriert, ärgerlich) gefühlt haben und suchen Sie alternative (d.h. neutrale oder positive) Bewertungen.

A Auslösendes Ereignis	B Bewertung	C Gefühls- und Verhaltenskonsequenz
1.		
2.		
3.		

A Gleiches Ereignis	B Neue konstruktivere Bewertung	C Neue Gefühls- und Verhaltenskonsequenz
1.		
2.		
3.		

75

3.3 Zwischenmenschliche Konflikte

Inhalt	Präsentation/Material
Unterscheidung selbstsicherer, unsicherer und aggressiver Kommunikation Entstehung von Gefühlen	Zweiergruppen: ▶ **Arbeitsblatt 15** »Zwischenmenschliche Konflikte – ein Beispiel« Plenum
Verhalten in kritischen Situationen	▶ **Folie 37** »Umgang mit Konflikten« Forum: Sammeln von Beispielen, Erarbeitung zielführender Strategien im Umgang mit Konflikten. ▶ **Arbeitsblatt 16** »Zwischenmenschliche Konflikte – Selbstbeobachtung«
Konfliktverhalten verändern	Flipchart: eigene Beispiele der Teilnehmer. ▶ **Arbeitsblatt 17** »Umgang mit Konflikten« Rollenspiele

3.3.1 Hintergrund

Zwischenmenschliche Konflikte und Rauchen

Wie bereits besprochen, wird das Rauchen häufig zur emotionalen Regulation eingesetzt. Im vorausgegangenen Kapitel wurde vorgestellt, wie das Erarbeiten von Coping-Alternativen zum Umgang mit negativen Gefühlen in die Tabakentwöhnungsbehandlung integriert werden kann. Negative Gefühle spielen auch bei interpersonellen Konflikten eine wesentliche Rolle. Eine Besonderheit dabei ist, dass noch mindestens eine weitere Person beteiligt ist und diese Situationen daher sehr komplex sein können.

Rauchen ist häufig ein sozialer Akt und in Freundschaften und Beziehungen oft ein etabliertes Ritual bei positiven und negativen Interaktionen. Es kann die Kommunikation erleichtern, Gemeinsamkeiten schaffen und Nähe und Distanz regulieren. Andererseits kann es aber auch eine Quelle von Konflikten darstellen, insbesondere dann, wenn nur eine Person Tabak konsumiert. Umfragen zufolge haben Raucher häufiger als Nichtraucher rauchende Partner, Freunde und Bekannte – Tabak ist daher meist verfügbar. Viele Paare hören außerdem zum selben Zeitpunkt mit dem Rauchen auf. In Studien waren bei Rauchstoppversuchen Personen mit nicht rauchendem Partner erfolgreicher, während rauchende Partner das Risiko für einen Rückfall erhöhten. Ein Rauchstopp kann vielfältige zwischenmenschliche Konfliktsituationen mit sich bringen, z. B. wenn dies vom Partner als Affront gedeutet wird, andere die Entwöhnungsbemühungen boykottieren oder nicht ernst nehmen, kein Verständnis für die Schwierigkeiten der entwöhnungswilligen Person aufbringen oder mit vielen gut gemeinten Ratschlägen aufwarten, wenn die Entwöhnung mit Entzugssymptomen wie Aggressivität,

Reizbarkeit und Ungeduld einhergeht, usw. Zwischenmenschliche Konflikte bergen das Risiko für einen Rückfall insbesondere dann, wenn keine alternativen Konfliktbewältigungsstrategien entwickelt wurden. Andererseits kann soziale Unterstützung den Rauchstopp entscheidend erleichtern.

Im Kapitel zuvor war das primäre Ziel beim Umgang mit negativen Gefühlen, die negativen Gefühle zu reduzieren. In zwischenmenschlichen Situationen, insbesondere im Kontakt mit engen Bezugspersonen, sind die Ziele meist komplexer. Der Ausdruck von negativen Gefühlen oder deren Reduktion ist häufig mit einem Wunsch an die entsprechende Person verbunden, ihr Verhalten zu verändern. Gleichzeitig soll in der Regel die Beziehung nicht beschädigt werden.

Grundannahmen sozialer Fertigkeiten

Verhaltensweisen sind dann ungünstig, wenn langfristig ihre negativen Konsequenzen überwiegen. So können z. B. bei einer Meinungsverschiedenheit mit dem Partner oder der Partnerin *unsicheres* Verhalten und passiver Rückzug (Schweigen, sich selbst die Schuld geben usw.) zwar den Vorteil haben, dass eine Konfrontation vermieden wird. Die betreffende Person bekommt auf diese Weise jedoch selten, was sie will. Zudem können sich langfristig depressive Symptome entwickeln oder negative Gefühle gegenüber der anderen Person aufstauen. *Aggressives* Verhalten (Beschimpfungen, Beschuldigungen usw.) hat einige kurzfristige positive Konsequenzen (z. B. Dampf ablassen, sich durchsetzen), gleichzeitig löst die aggressive Person häufig negative Gefühle bei ihren Interaktionspartnern aus. Das zieht langfristig negative Konsequenzen nach sich und erhöht die Wahrscheinlichkeit für erneute Konflikte. *Selbstsicheres* Verhalten äußert sich darin, dass eine Person die eigene Meinung, Wünsche oder Gefühle offen und direkt ausdrückt und dabei gleichzeitig die Wünsche und Bedürfnisse der Interaktionspartner respektiert. In Konfliktsituationen geht es darum, Lösungen so zu entwickeln, dass weder andere Personen verletzt noch die eigenen wichtigen Bedürfnisse zurückgestellt werden.

Eine Grundannahme beim Training sozialer Fertigkeiten besteht darin, dass ich für meine Gedanken, Gefühle, mein Verhalten und das Vertreten meiner Interessen selbst verantwortlich bin. Andere können mich nicht »wütend machen«, sie können es höchstens versuchen. Ich bin ihnen jedoch nicht ausgeliefert, sondern es liegt in meiner Verantwortung, wie ich auf ihr Verhalten reagiere. Andere Menschen sind auch nicht dafür zuständig, meine Bedürfnisse zu erkennen und dafür zu sorgen, dass diese erfüllt werden und es mir besser geht. Dies ist allein meine Aufgabe. Umgekehrt sind die anderen Personen für ihre eigenen Gedanken, Gefühle, ihr eigenes Verhalten und auch für das Vertreten ihrer Interessen selbst verantwortlich. Deren Empfindungen, Meinungen und Bedürfnisse können sich von den meinigen unterscheiden.

Ausgehend von diesen Überlegungen und unserer Definition des selbstsicheren Verhaltens (s. o.) sollten der Vermittlung von Bewältigungsstrategien für Konfliktsituationen folgende Annahmen zugrunde liegen:

1. Verschiedene Personen erleben eine Situation häufig unterschiedlich und haben dabei unterschiedliche Gefühle. Ziel eines Gesprächs ist es deshalb nicht, eine einheitliche Sichtweise der Situation zu entwickeln. Es kann aber ein Ziel sein, sich darüber zu verständigen, wie mit den unterschiedlichen Sichtweisen und Gefühlen umgegangen werden kann.
2. Ich habe das Recht, meine Meinung, meine Wünsche und Gefühle zu äußern, und ich darf andere Personen darum bitten, ein bestimmtes Verhalten zu ändern. Die Anderen haben das Recht, mir zuzustimmen oder anderer Meinung zu sein, und sie dürfen meinen Wunsch nach einer Verhaltensänderung auch ablehnen.
3. Andere Menschen haben das Recht, ihre Meinung, ihre Wünsche und Gefühle zu äußern, und sie dürfen mich darum bitten, ein bestimmtes Verhalten zu ändern. Ich habe das Recht, anderen Personen zuzustimmen oder anderer Meinung zu sein, und ich darf deren Wunsch nach einer Verhaltensänderung auch ablehnen.

Ziel dieses Moduls

Mithilfe dieses Trainingsmoduls sollen die Kursteilnehmer Denkanstöße bekommen, um ihr Verhalten in zwischenmenschlichen Konfliktsituationen zu verbessern und diese zufriedenstellend zu lösen, ohne zur Zigarette zu greifen. Im Rahmen eines sechswöchigen Tabakentwöhnungskurses kann natürlich kein komplettes Trainingsprogramm sozialer Fertigkeiten angeboten werden, da zwischenmenschliche Interaktionen häufig einem eingespielten Muster folgen und eine Veränderung in der Regel eine längere Zeit benötigt. Trotzdem kann es sinnvoll sein, den Umgang mit konfliktbeladenen Situationen zu thematisieren. Es ist dabei ratsam, sich auf Situationen zu beschränken, die im Zusammenhang mit dem Rauchen bzw. dem aktuellen Abstinenzversuch stehen, und Lösungsansätze unter der Fragestellung zu entwickeln, wie die thematisierte Situation so bewältigt werden kann, dass ein Rückfall verhindert wird. Es ist sinnvoll, dieses Thema in mehreren Sitzungen immer wieder aufzugreifen oder sie mit generellen Strategien zur Bewältigung negativer Gefühle zu verbinden (▶ Kap. 3.2).

Ergänzende Literatur

Rohrbaugh, M.J., Shoham, V., Trost, S., Muramoto, M., Cate, R.M., Leischow, S. (2001) Couple Dynamics of Change-Resistant Smoking: Toward a Family Consultation Model. Family Process 40(1): 15.

Shoham, V., Butler, E.A., Rohrbaugh, M.J., Trost, S.E. (2007) Symptom-system fit in couples: Emotion regulation when one or both partners smoke. Journal of Abnormal Psychology 116(4): 848–853.

3.3.2 Implementierung des Moduls in die Tabakentwöhnungsbehandlung

Das Rauchen aufzugeben ist für die meisten Personen anstrengend und bindet deren Ressourcen. Häufig reagiert das Umfeld positiv und unterstützend, was den Rauchstoppversuch in der Regel entscheidend erleichtert. Ein Rauchstoppversuch kann aber auch zu Spannungen in der Partnerschaft oder in wichtigen Beziehungen führen. Es ist möglich, dass sich z. B. Partner unkooperativ zeigen und im Haus Zigaretten offen herumliegen lassen, in Anwesenheit der entwöhnungswilligen Person rauchen, ihr Zigaretten anbieten usw. Wir empfehlen unseren Kursteilnehmern, auf keinen Fall einen zusätzlichen Kriegsschauplatz zu eröffnen und einen Streit über das Verhalten der anderen Person zu beginnen. Stattdessen sollten sie offen über ihre Situation und die Schwierigkeiten reden und den Partner fragen, was er freiwillig bereit ist zu tun, um den Rauchstoppversuch zu unterstützen. Dies könnten gemeinsame Unternehmungen sein oder die Entwicklung gemeinsamer Regelungen bzgl. des Rauchens in der Wohnung, usw.

→ **Arbeitsblatt 15** »Zwischenmenschliche Konflikte – ein Beispiel«

Als Einstieg für das vorliegende Modul eignet sich ▸ **Arbeitsblatt 15** »Zwischenmenschliche Konflikte – ein Beispiel«, in dem die Entstehung einer rückfallkritischen Situation und verschiedene Reaktionsmöglichkeiten geschildert werden. Lassen Sie es zunächst in Zweiergruppen bearbeiten. Besprechen Sie dann im Plenum mit den Kursteilnehmern anhand dieser Beispiele ihre persönlichen Erfahrungen mit solchen Interaktionen seit dem Rauchstopp und ihre eigenen typischen Reaktionsweisen. Diskutieren Sie die Vor- und Nachteile der genannten Strategien. Arbeiten Sie auf diese Weise heraus, wie sich selbstsichere Kommunikation von unsicherer und aggressiver unterscheidet. Erläutern Sie mithilfe des Arbeitsblatts, wie Gefühle überhaupt entstehen:

»Sie sehen an diesem Beispiel, dass ein und dieselbe äußere Situation zu völlig unterschiedlichen Reaktionen führen kann. Das hängt von vielen Dingen ab, z. B. vom Temperament einer Person, Faktoren wie Müdigkeit oder der aktuellen Stimmung usw. Einen wesentlichen Einfluss am Zustandekommen der letztendlichen Reaktion haben die Gedanken, die ihr vorausgehen. Somit stellen die Situation und das Verhalten anderer beteiligter Personen zwar einen Auslöser für mein Verhalten dar, jedoch bestimmt meine Bewertung dieser Situation die Qualität meiner Gefühle und die anschließenden Verhaltensweisen.«

»Der Schwerpunkt dieses Moduls liegt auf der Erarbeitung von Problemlösestrategien im Umgang mit konflikthaften Situationen. Das wird Ihnen helfen, in kritischen Situationen gelassener zu bleiben, sodass ein Rückfall unwahrscheinlicher wird. Dabei gibt es nicht eine ›richtige‹ Lösung, sondern es sind eine Reihe von Möglichkeiten denkbar, die davon abhängen, wie ich

mich in Bezug auf die Situation fühle, wie wichtig mir das Verhältnis zu dieser Person ist, und meinen Zielen. Wenn mich z. B. eine Person kritisiert, könnte ich a) ihr mitteilen, dass mich ihr Verhalten ärgert, und sie dazu auffordern, es zu unterlassen, b) lachen, ihr zustimmen und nicht weiter darauf eingehen, c) interessiert nachfragen, wie sie das meint, d) ihr mitteilen, dass mich die Kritik verletzt usw. Wesentlich ist, dass Sie sich Zeit nehmen, sich Ihre Wahlmöglichkeiten vor Augen zu halten. Nach Prüfung der jeweils möglichen Konsequenzen können Sie sich dann bewusst für ein bestimmtes Vorgehen entscheiden, anstatt rasch und impulsiv zu reagieren oder sich frustriert zurückzuziehen und gar nichts zu sagen. Dazu ist folgende Strategie hilfreich:

→ **Folie 37** »Umgang mit Konflikten« anhand des Beispiels von ▶ **Arbeitsblatt 15**

Folie 37

Umgang mit Konflikten

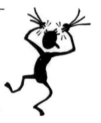

1. Zeit und Bewusstheit verschaffen
2. Klarheit gewinnen
3. Ziele klären und zielführende Strategien entwickeln
4. Handeln und überprüfen

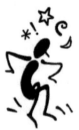

1. Sich Zeit verschaffen

»Versuchen Sie nicht eine Situation zu klären, während Sie sehr wütend sind. Verschaffen Sie sich Zeit, um die Situation und Ihre aktuellen Gefühle zu beurteilen, anstatt dem ersten Impuls nachzugeben und Dinge zu tun, die Sie vielleicht später bereuen werden. Vielleicht haben Sie schon einmal die Erfahrung gemacht, dass starke unangenehme Empfindungen wieder vorbeigegangen sind, ohne dass Sie explodiert sind (oder geraucht haben). Starke Gefühle wie Wut und Hass verlaufen – ähnlich wie das Craving – in Wellenform: sie bleiben in ihrer Intensität nicht bestehen, sondern können nur dann auf Dauer aufrechterhalten werden, wenn man sie mit Gedanken der Rache, der Ablehnung usw. schürt. Deshalb versuchen Sie sich Zeit zu verschaffen und ›die Zündschnur zu verlängern.‹«

Diskutieren Sie im Forum unterschiedliche Strategien, um sich Zeit zu verschaffen und einen impulsiven Ausbruch zu verhindern. Möglichkeiten sind z. B. bis zehn zählen, tief durchatmen oder den Raum kurz verlassen.

2. Klarheit gewinnen

»Machen Sie sich bewusst, was Sie gerade empfinden. Wie würden Sie Ihr Gefühl bezeichnen (Ärger, Enttäuschung, Scham, Traurigkeit, Angst, etc.)? Durch welches Ereignis wurde dieses Gefühl ausgelöst? Für das Entstehen von Gefühlen ist die Einschätzung und Bewertung einer Situation (eines Ereignisses) wesentlich, die im Vorfeld stattfindet. Ärger kann Ihnen z. B. anzeigen, dass eine für Sie wichtige Norm verletzt wurde; Traurigkeit, dass Sie einen Verlust empfinden. Sind mehrere Gefühle miteinander vermischt? Liegt z. B. dem Ärger ein anderes Gefühl (Traurigkeit, Enttäuschung o. Ä.) zugrunde?

Überlegen Sie, ob Ihr Partner sich in guter Absicht verhalten haben könnte, und halten Sie ihm das zugute. Seien Sie sich Ihres eigenen Beitrags bewusst und Ihrer eigenen Verantwortung, selbst wenn Sie der Ansicht sind, er habe sich falsch verhalten: Nicht die andere Person ist ›schuld‹, sondern es ist mein Ärger, es sind meine Normen, die verletzt, meine Erwartungen, die enttäuscht wurden.«

3. Ziele klären und Strategie entwickeln

Fragen Sie sich nun, was sie erreichen wollen und welche Möglichkeiten Ihnen offenstehen. Veränderungen können auf die eigenen gedanklichen Prozesse abzielen, indem nach alternativen Bewertungen gesucht wird, z. B.

- *Es ist für mich mehr oder weniger angenehm/unangenehm, wenn sich eine Person in bestimmter Weise verhält, aber es ist keine Katastrophe.*
- *Dass mein Mann mir das sagt (z. B. Gewichtszunahme), zeigt, dass ich ihm wichtig bin.*

Neben der Veränderung der Kognitionen könnte Ihr Ziel auch darin liegen, sich anders zu verhalten (z. B. den Ärger ansprechen) oder den Wunsch nach einer Verhaltensänderung Ihres Partners zu äußern. Dazu ist die Fertigkeit erforderlich, der beteiligten Person die eigenen Gefühle in angemessener Weise mitzuteilen. Im Rahmen der Tabakentwöhnungsbehandlung könnten wir besprechen, wie der Ausdruck der eigenen Gefühle und Bedürfnisse verbessert werden kann. Behalten Sie dabei sämtliche Ziele im Auge (z. B.: »Ich möchte der anderen Person sagen, was mich stört UND ich möchte sie nicht verletzen.«), und überlegen Sie, welche kurz- und langfristigen Konsequenzen Ihr Verhalten im Hinblick auf Ihre Ziele und die Qualität Ihrer Beziehung hätte. Bei Meinungsverschiedenheiten besteht die Gefahr, dass beide Partner auf das störende Verhalten der jeweils anderen Person fokussieren. Dies kann zu langen und unfruchtbaren Diskussionen führen. Eine konstruktivere Strategie ist, die eigenen Gefühle in Form von Ich-Aussagen mitzuteilen. Im Gegenzug ist es ebenso wichtig, anschließend der anderen Person zuzuhören und ihre Gefühle zu verstehen. Anklagen und globale Beschuldigungen sollten grundsätzlich vermieden werden, da die langfristigen negativen Konsequenzen in der Regel die kurzfristigen positiven bei Weitem übertreffen.

Beurteilen Sie nun, welche der möglichen Strategien am besten geeignet ist, um Ihr Ziel zu erreichen.«

4. Handeln und überprüfen

»Wenn Sie sich ruhig fühlen, führen Sie Ihr Vorhaben aus. Wenn Sie sich zu einem Gespräch entschieden haben, teilen Sie Ihrem Partner Ihre Gefühle direkt mit. Beginnen Sie diesen Satz mit »Ich bin jetzt … (wütend, traurig, o. Ä.)« oder »Ich … (ärgere, schäme, o. Ä.) mich jetzt«. Wenn Sie unzufrieden mit der anderen Person sind, erklären Sie ihr, was Sie konkret an deren aktuellem Verhalten stört und warum. Fokussieren Sie dabei darauf, was das Verhalten bei Ihnen auslöst, z. B.: »Als du mir gerade gesagt hast, ich solle auf mein Gewicht achten, habe ich mich geärgert. Ich bin seit meinem Rauchstopp etwas gestresst und gereizt und kann mit Kritik und gut gemeinten Ratschlägen momentan überhaupt nicht umgehen.« Bedenken Sie dabei, dass Sie Ihre subjektive Sichtweise und Ihr persönliches Erleben der Situation beschreiben. Vermeiden Sie Anklagen und globale Beschuldigungen (»Du bist immer …«, »Ständig … du«). Äußern Sie Ihre Wünsche und Bedürfnisse Ihrem Partner gegenüber, z. B.: »Ich möchte gern rauchfrei werden, aber das kostet mich viel Kraft und ich könnte dazu deine Unterstützung gebrauchen. Es würde mich sehr helfen, wenn du …«. Bedenken Sie: Sie haben das Recht Wünsche zu äußern, aber kein Anrecht auf deren Erfüllung. Hören Sie anschließend der anderen Person zu und versuchen Sie deren Gefühle zu verstehen. Beobachten Sie, welche Wirkung Ihr Verhalten auf Sie selbst und die Umgebung hat und entscheiden Sie dann, ob Sie Ihrem Ziel nähergekommen sind. Zeigen Sie auch positive Gefühle. Wenn Ihr Partner einlenkt, drücken Sie Ihre Freude darüber aus.«

Hausaufgaben

→ **Arbeitsblatt 16** »Zwischenmenschliche Konflikte – Selbstbeobachtung«
→ **Arbeitsblatt 17** »Umgang mit Konflikten«

Statt langer theoretischer Erörterungen sollten in den Folgesitzungen von den Kursteilnehmern Verhaltensalternativen für möglichst viele konkrete Beispiele und Erfahrungen am Flipchart erarbeitet werden. Wenn die Zeit ausreicht, können diese auch in kurzen Rollenspielen durchgespielt werden. Bei der Entwicklung der Strategien kann es hilfreich sein, die Kursteilnehmer zu befragen, wie sie selbst von anderen Personen behandelt werden möchten. Dabei kann nach einer ähnlichen Strategie verfahren werden, wie auf ▶ **Arbeitsblatt 16** »Zwischenmenschliche Konflikte – Selbstbeobachtung«. Ein Beispiel für ein Flipchart-Modell könnte wie folgt aussehen:

Ereignis
Ich komme abends hungrig nach Hause und möchte gern etwas zu essen kochen. Meine WG-Kollegin hat in der Küche ein Durcheinander veranstaltet. Es gibt keine sauberen Töpfe mehr und der Herd ist auch dreckig.

Gedanken
Dauernd ist hier dieses Chaos, sie ist eine Schlampe! Es ist eine Unverschämtheit. Die denkt, dass ich nur auf der Welt bin, um ihren Dreck wegzumachen! Das nervt, mit ihr zusammen zu wohnen, die kann nächsten Monat ausziehen. Der sag` ich jetzt mal richtig die Meinung! Erst hatte ich den ganzen Tag Stress auf der Arbeit und jetzt auch noch das! Ich würde am liebsten eine rauchen.

Gefühl
Wut, Frust

Was möchte ich erreichen?

• das Problem ansprechen,
• eine Lösung finden
• weiterhin mit ihr zusammen wohnen und sie auch nicht angreifen

Was wäre eine alternative, hilfreichere Sichtweise dieser Situation?
Es stört mich, wenn ich kochen möchte und die Küche so dreckig ist. Wahrscheinlich denkt sie *nicht*, ich sei nur dazu da ihren Dreck wegzumachen, aber anscheinend ist ihr Sauberkeit nicht so wichtig wie mir. Ich wohne eigentlich gern mit ihr zusammen, aber für unser Putzproblem möchte ich eine Lösung finden.

Wünsche an meine WG-Kollegin
Ich wünsche mir, dass sie die Küche aufräumt, bevor sie diese verlässt, und dass sie generell die Gemeinschaftsräume sauber hält

---

Wie kann ich mich verhalten?
Ich möchte

- sagen, dass es mich ärgert, wenn ich die Küche nicht benutzen kann,
- sie darum bitten, ihr Verhalten zu ändern,
- Schritte einleiten, um dies zu erreichen (z. B. Putzplan entwickeln),
- sie bitten, mit mir eine andere Lösung zu finden, falls sie nicht bereit ist, ihr Verhalten zu ändern (z. B. Putzfrau nehmen).

Arbeitsblatt 15

Zwischenmenschliche Konflikte – ein Beispiel

Die Situation

Sie sitzen mit Ihrem Partner /Ihrer Partnerin beim Abendessen. Sie essen gerade Ihre 2. Scheibe Brot, als er/sie sagt: „Das solltest du jetzt aber nicht essen. Jetzt wo du mit dem Rauchen aufgehört hast, musst du auf dein Gewicht achten."

Wie verhalten Sie sich?

A. Sie denken: „Das ist doch eine Unverschämtheit. Er/sie sollte mich lieber unterstützen, anstatt so etwas zu sagen. Nicht einmal das Essen ist einem gegönnt." Sie sind ärgerlich, sagen aber nichts, sondern beißen die Zähne zusammen. Am liebsten würden Sie jetzt eine Zigarette rauchen. Stattdessen essen Sie noch eine 3. Scheibe Brot. Anschließend machen Sie sich selbst Vorwürfe über ihr schlechtes Durchhaltevermögen.

B. Sie rufen: „Du hast sie ja nicht mehr alle, jetzt auch noch an mir herumzumeckern! Unser nächstes gemeinsames Wochenende kannst du vergessen!" Sie springen voller Wut auf und laufen aus der Küche, wobei Sie lautstark die Tür zu knallen. Dann gehen Sie in den Wald und schimpfen Ihren Ärger heraus. Anschließend reden Sie drei Tage lang nicht mit Ihrem Partner/Ihrer Partnerin.

C. Sie sagen: „Du meinst es vermutlich gut, aber wenn du mir diese Ratschläge gibst, fühle ich mich kritisiert und dann ärgere ich mich. Der Rauchstopp fällt mir nicht leicht und es würde mir mehr helfen, wenn du mich ermutigen und unterstützen würdest. Du könntest mich zum Beispiel ab und zu ins Kino einladen, damit ich nicht so oft ans Rauchen denken muss." Nachdem ihr Partner/Ihre Partnerin zugestimmt hat, planen Sie gemeinsam wie Sie den Abend verbringen werden.

D. Sie denken: „Ich sollte mich wirklich nicht so gehen lassen. Ich bin einfach zu schwach und werde das Nichtrauchen sicher auch nicht durchhalten. Sie sagen: „Tut mir leid, du hast ja Recht. Ich werde versuchen mich zusammen zu reißen." Sie sind deprimiert und fragen sich, ob Sie es jemals schaffen werden, eine Sache zu Ende zu bringen.

E. Sie denken: „Ja, vielleicht sollte ich das mit berücksichtigen" und lassen sich seine Worte durch den Kopf gehen. Anschließend sagen Sie: „Ich möchte selbst entscheiden, wie ich bei meinem Rauchstopp vorgehen werde. Ich werde erst das Rauchen aufgeben und mich danach um mein Gewicht kümmern, wenn es nötig ist." Nach dem Essen überlassen Sie ihrem Partner/Ihrer Partnerin das Abräumen und gehen zum Basketballtraining.

Welche Reaktionen kennen Sie von sich selbst?

Was sind die Vor- und Nachteile der verschiedenen Konfliktbewältigungsstrategien?

_____

_____

Falls Sie bisher das Rauchen zur Konfliktbewältigung eingesetzt haben: Wie können Sie in Zukunft ihre Konflikte zufriedenstellend lösen, ohne zur Zigarette zu greifen?

_____

_____

Arbeitsblatt 16

Zwischenmenschliche Konflikte – Selbstbeobachtung

Achten Sie in dieser Woche auf Situationen, bei denen Ihnen der Umgang mit anderen Personen Schwierigkeiten bereitet. Füllen Sie diesen Bogen aus, sobald Sie spüren dass Ihre Stimmung sich verändert. Nehmen Sie dazu das Arbeitsblatt „Umgang mit Konflikten" zur Hilfe. Falls dies nicht möglich war, füllen Sie diesen Bogen im Anschluss an die Situation aus.

Welches Gefühl habe (hatte) ich in der Situation?

Durch welches Ereignis wurde dieses Gefühl ausgelöst?

Welche Gedanken habe (hatte) ich im Zusammenhang mit diesem Ereignis?

Was möchte (wollte) ich erreichen?

Was wäre eine alternative, hilfreichere Sichtweise dieser Situation?

Welche Wünsche habe (hatte) ich an meine/n Partner/in?

Wie möchte ich mich (hätte ich mich gern) verhalten?

Anschließend → Habe (hätte) ich damit mein Ziel erreicht?

Arbeitsblatt 17

Umgang mit Konflikten

1. Schritt: Sich Zeit verschaffen

- Versuchen Sie nicht, eine Situation zu klären, während Sie sehr wütend sind.
- Halten Sie einen Moment inne. Wenn Sie von unangenehmen Gefühlen überwältigt werden, atmen Sie tief durch, nutzen Sie die Stopp-Technik und verlassen Sie die Situation.

2. Schritt: Klarheit gewinnen

- Fragen Sie sich: „Was empfinde ich jetzt? Wie kann ich meine Gefühle benennen?"
- Überlegen Sie, welches Ereignis diese Gefühle ausgelöst hat und was Sie an der Situation stört.
- Machen Sie sich Ihren eigenen Beitrag und Ihre eigene Verantwortung für die Situation bewusst.

3. Schritt: Ziele klären

- Überlegen Sie, was Sie erreichen möchten: hinsichtlich Ihres eigenen Verhaltens, dem Verhalten Ihres Partners, und Ihrer Beziehung.

4. Schritt: Handeln und überprüfen

- Teilen Sie Ihrem Partners / Ihrer Partnerin Ihre Gefühle direkt mit. Erklären Sie ihm/ihr: „Ich bin jetzt ... " oder „Ich ... mich jetzt."
- Erläutern Sie den Anlass für ihre Gefühle. Erklären Sie, was Sie konkret Sie an seinem/ihrem Verhalten gestört hat und warum. Denken Sie daran, dass Sie nur Ihre persönliche Sichtweise der Situation beschreiben.
- Setzen Sie Ihren Partner/Ihre Partnerin nicht herab. Fokussieren Sie stattdessen darauf, was sein/ihr Verhalten bei Ihnen auslöst.
- Hören Sie anschließend ihm/ihr zu und versuchen Sie seine/ihre Gefühle zu verstehen.
- Erklären Sie ggf., welches Verhalten Sie sich von ihm/ihr in Zukunft wünschen: „Ich würde mich freuen, wenn du...". Bedenken Sie: Sie haben das Recht Wünsche zu äußern, aber keinen Anspruch auf ihre Erfüllung.
- Drücken Sie auch Ihre positiven Gefühle aus.
- Beobachten Sie, welche Wirkung Ihr Verhalten auf Sie selbst, die andere Person und Ihre Beziehung hat und entscheiden Sie dann, ob Sie Ihrem Ziel näher gekommen sind.

3.4 Stress und Stressmanagement

Inhalt	Präsentation/Material
Informationen zum Thema Stress und Stressmanagement	▸ **Folie 38** »Stressmanagement« ▸ **Arbeitsblatt 18** »Erster Schritt: Meinen Stress wahrnehmen«
Selbstbeobachtung, Stressfaktoren erkennen	▸ **Arbeitsblatt 19** »Meine alltäglichen Belastungen« ▸ **Arbeitsblatt 20** »Den Stress wahrnehmen: Auswertung der Selbstbeobachtung«
Stressbewältigung (kurzfristig)	Flipchart: Zunächst erfolgreiche Strategien in der Gruppe sammeln ▸ **Arbeitsblatt 21** »Zweiter Schritt: Akuten Stress abbauen«
Stressmanagement (mittelfristig)	Flipchart: Zunächst Beispiele sammeln und im Plenum bearbeiten ▸ **Arbeitsblatt 22** »Dritter Schritt: Stressquellen reduzieren« ▸ **Arbeitsblatt 23** »Verändern Sie Stress erzeugende Einstellungen!« ▸ **Arbeitsblatt 24** »Den Tag strukturieren«
Stressvorbeugung (langfristig)	Erfahrungsaustausch, Gruppendiskussion ▸ **Arbeitsblatt 25** »Vierter Schritt: Stress vorbeugen«

3.4.1 Hintergrund

Stress

Stress ist eine Reaktion des Organismus auf verschiedene Belastungen. Diese *Stressoren* können innere oder äußere, physische oder psychische Faktoren sein. Entwicklungsbiologisch gesehen handelt es sich bei Stress um ein sehr altes, allgemeines und sinnvolles Reaktionsmuster, das immer dann aktiviert wird, wenn sich eine Person mit einer Gefahrensituation konfrontiert sieht. Es werden Stresshormone ausgeschüttet, die dazu dienen, den Organismus auf Hochtouren zu bringen (z. B. durch den Anstieg von Blutdruck und muskulärer Durchblutung) und auf die Verhaltensalternativen »Angriff« oder »Flucht« vorzubereiten. Die Stressreaktion ist nur für eine kurze Zeit gedacht, um die akute Gefahr zu bewältigen und das Überleben zu sichern. Anschließend ist eine Erholungsphase notwendig, in der sich der Organismus regenerieren kann. Sind diese Bedingungen gegeben, wird eine Stressreaktion langfristig keine ungünstigen Auswirkungen haben. Erst der chronische und negative Stress ist schädlich: Wenn die Gefahr zu lang andauert oder die Erholungsphase zu kurz ist, kommt es aufgrund der permanenten Aktivierung des Organismus zur Erschöpfung, die das körperliche und seelische Wohlbefinden beeinträchtigt.

Ob eine bestimmte Situation oder Bedingung Stress erzeugt, ist sehr subjektiv. Was für den einen eine positive Herausforderung oder interessante Abwechslung darstellt, kann für den anderen eine unerträgliche Überforderung bedeuten. Eine Stressreaktion wird also nicht durch ein Ereignis an sich ausgelöst, sondern durch die Art und Weise, wie das Ereignis beurteilt wird. Die Beurteilung erfolgt unter zwei Aspekten:

1. Sie schätzen eine Situation/Anforderung hinsichtlich ihrer »Bedrohlichkeit« ein, und
2. Sie schätzen Ihre Möglichkeiten und Kompetenzen ein, um die Situation zu bewältigen.

Negativer Stress wird erzeugt, wenn Sie eine Situation als bedrohlich bewerten. Die Überzeugung, dass Sie eine Situation mit den Ihnen gegebenen Mitteln nicht bewältigen können, erhöht den Stress.

Stressbewältigungsprogramme haben deshalb verschiedene Ansätze. Zum einen kann mittels kognitiver Methoden die Bewertung einer Situation oder der eigenen Selbstwirksamkeit verändert werden. Zum anderen werden durch behaviorale Methoden Strategien vermittelt, um akute Stresssituationen zu bewältigen und langfristig Stress vorzubeugen.

Stress, Rauchen und Tabakentwöhnung

Die Art des Zusammenhangs zwischen Stress und Tabakkonsum ist nicht eindeutig geklärt. Auf der einen Seite wird Stress schon von Jugendlichen als wesentlicher Grund genannt, um mit dem Tabakkonsum überhaupt zu beginnen. Auch Erwachsene berichten häufig, dass sie rauchen, wenn sie sich gestresst und erschöpft fühlen, sie in besonders stressreichen Zeiten mehr rauchen als üblich, und dass sie eine Zigarette entspannt und beruhigt. In retrospektiven Befragungen berichteten Raucher über mehr stressreiche Lebensereignisse als Nichtraucher. Andererseits weisen einzelne Studienergebnisse darauf hin, dass nicht das Rauchen an sich Lebensstress abbaut, sondern dass ein niedriger Nikotinspiegel bei Rauchern Stress erzeugt, den Zigarettenkonsum wieder lindert. Zudem berichteten einige Studien mit entwöhnungswilligen Rauchern, dass diejenigen Personen, die den Abstinenzversuch nicht schafften, ihren anfänglich hohen Stress-Level beibehielten. Bei Teilnehmern, die erfolgreich waren, sank der Stress-Level dagegen kontinuierlich, je länger die Abstinenz andauerte, und bei Personen, die rückfällig wurden, stieg der Stress-Level nach dem Rückfall wieder an. Es konnte jedoch auch gezeigt werden, dass ein hohes Ausmaß an Stressoren – d. h. kritischen Lebensereignissen (wie finanzielle Verluste oder Scheidung) oder alltäglichen Anforderungen – die Abstinenzwahrscheinlichkeit bei einem Abstinenzversuch reduziert und das Rückfallrisiko erhöht. Dagegen scheint die Verfügbarkeit von Stressbewältigungsstrategien die Abstinenzwahrscheinlichkeit zu erhöhen (zu den zitierten Studienergebnissen siehe die ergänzende Literatur).

Ziele des Moduls

Mithilfe dieses Trainingsmoduls sollen die Kursteilnehmer Denkanstöße bekommen, wie sie Stress managen können, ohne zur Zigarette zu greifen. Im Rahmen eines sechswöchigen Tabakentwöhnungskurses kann natürlich kein komplettes Stressmanagementprogramm durchgeführt werden, da insbesondere bei einem hohen Stress-Level häufig grundlegende Veränderungen der Lebensweise erforderlich sind. Es ist sinnvoll, das Thema auf mehrere Sitzungen zu verteilen. Zunächst sollen die Teilnehmer in einer Selbstbeobachtungsphase ihre Stressoren identifizieren. Danach erfolgt die Entwicklung kurzfristiger Stressbewältigungsstrategien, deren Ziel es ist, 1. die aufgebaute Anspannung wieder abzubauen und 2. anschließend für ausreichend Erholungszeit zu sorgen. Die langfristig wirksamen Strategien zielen darauf ab, die den Stress induzierenden Faktoren und Gewohnheiten insgesamt zu reduzieren und die eigene Belastbarkeit zu erhöhen (z. B. durch Entspannungstraining).

Ergänzende Literatur

Cohen, S., Lichtenstein, E. (1990) Perceived stress, quitting smoking, and smoking relapse. Health Psychology 9(4): 466–478.

Kassel, J.D., Stroud, L.R., Paronis, C.A. (2003) Smoking, stress, and negative affect: Correlation, causation, and context across stages of smoking. Psychological Bulletin 129(2): 270–304.

Parrott, A.C. (1999) Does Cigarette Smoking Cause Stress? American Psychologist 54(10): 817–820.

Shiffman, S. (2005) Dynamic influences on smoking relapse process. Journal of Personality 73(6): 1715–1748.

Siqueira, L., Diab, M., Bodian, C., Rolnitzky, L. (2000) Adolescents becoming smokers: the roles of stress and coping methods. Journal of Adolescent Health 27(6): 399–408.

3.4.2 Implementierung des Moduls in die Tabakentwöhnungsbehandlung

Psychoedukation: Was ist Stress?

»Sie haben ja bereits in der ersten Sitzung beschrieben, dass Sie das Rauchen gezielt zur Stressbewältigung eingesetzt haben und dass bei früheren Abstinenzversuchen Rückfälle häufig mit Stress in Zusammenhang standen. Deshalb wird das Stressmanagement in den kommenden Sitzungen ein Schwerpunktthema bilden.

Es gibt unterschiedliche Arten von Stress. Wenn wir im Rahmen dieses Kurses davon sprechen, meinen wir den negativen, belastenden Stress. Als Stressoren bezeichnen wir alle Bedingungen, die bei Ihnen eine Stress-/Überforderungs-Reaktion auslösen. Das können sowohl innere (z. B. Selbstentmutigung, unrealistische Ziele) als auch äußere Faktoren (z. B. Lärm, Termindruck) sein. Stressempfinden ist subjektiv und individuell: Die gleiche Situation oder Leistungsanforderung kann für die eine Person eine interessante Abwechs-

lung sein, für die andere eine Überforderung. Ihre Stressreaktion wird folglich nicht durch ein Ereignis an sich ausgelöst, sondern durch Ihre persönlichen Gedanken zu diesem Ereignis, also die Art und Weise, wie Sie es beurteilen. Stress wird dann erzeugt, wenn Sie eine Situation als ›bedrohlich‹ bewerten, und wenn Sie annehmen, dass Sie diese mit Ihren eigenen Möglichkeiten und Kompetenzen nicht bewältigen können. Die Stressreaktion äußert sich auf allen Ebenen: Körperlich, indem Sie z. B. unter Nackenverspannungen, Kopfschmerzen oder Schlafstörungen leiden; gedanklich, indem Sie z. B. viel grübeln; emotional, indem Sie z. B. deprimiert oder schreckhaft werden; und im Verhalten, indem Sie z. B. gereizt auf andere Personen reagieren oder sich zurückziehen.«

Wie kann Stress bewältigt werden?

»Um Ihren täglichen Stress zu managen und Alternativen zur Stressbewältigung durch Rauchen zu finden, benötigen Sie Fertigkeiten in folgenden Bereichen«:

→ Folie 38 »Stressmanagement«

Folie 38

Stressmanagement

- Eigene Stressfaktoren erkennen
- Stress abbauen
- Stressfaktoren verändern
- Stress vorbeugen

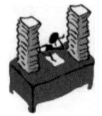

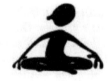

© 2013 W. Kohlhammer GmbH

A) Ihre persönlichen Stressquellen identifizieren und reflektieren

»Stress ist oft nur ein diffuses Gefühl, das infolge einer Häufung verschiedener Faktoren entstanden ist. Wenn Sie ihn erfolgreich minimieren wollen, brauchen Sie einen Überblick darüber, wie sich Stress bei Ihnen äußert und

was seine Auslöser sind. Durch Selbstbeobachtung werden Sie lernen, Ihren Stress wahrzunehmen.«

→ **Arbeitsblatt 18** »Erster Schritt: Meinen Stress wahrnehmen«

B) Vorhandenen Stress abbauen (kurzfristig)
Wenn Sie Stress nicht vermeiden konnten und akuten Stress abbauen möchten, hilft es,

- zunächst die Anspannung abzubauen (z. B. durch Sport)
- und anschließend für Erholung, Ausgleich und Entspannung zu sorgen

C) Vorhandene Faktoren verändern, die derzeit für Stress sorgen (mittelfristig)
Möglichkeiten, um dies zu erreichen, sind z. B.:

- Ihre Umwelt verändern
- Ihre ungünstigen Einstellungen zu sich selbst oder zu bestimmten Situationen verändern
- Ihr Arbeitsverhalten verändern

D) Eine Lebensweise etablieren, die übermäßigen Stress gar nicht erst entstehen lässt (langfristig)
Möglichkeiten, um dies zu erreichen, sind z. B.:

- regelmäßig Pausen einlegen
- Methoden zur Entspannung und zum Abschalten erlernen
- sich regelmäßig etwas Gutes tun

Hausaufgaben

→ **Arbeitsblatt 19** »Meine alltäglichen Belastungen«
→ **Arbeitsblatt 20** »Den Stress wahrnehmen – Auswertung der Selbstbeobachtung«

»Bitte beobachten und reflektieren Sie in der kommenden Woche Ihren Alltag, Ihre alltäglichen Belastungen, wie Sie bisher darauf reagieren und welche Bewältigungsstrategien Sie einsetzen. Das Arbeitsblatt »Den Stress wahrnehmen« kann Ihnen helfen, die Stressfaktoren und Ihre Reaktionen einzuordnen, die Sie auf dem Arbeitsblatt »Meine alltäglichen Belastungen« notieren. Das Arbeitsblatt ›Den Stress abbauen – Auswertung der Selbstbeobachtung‹ soll Ihnen helfen, sich Klarheit darüber zu verschaffen, wo genau Sie alternative Bewältigungsstrategien entwickeln müssen oder wollen bzw. die Themen auszuwählen, die Sie im Kurs ansprechen möchten. Da sowohl die Stressauslöser als auch die als hilfreich empfundenen Stressbewältigungsstrategien sehr individuell sind, ist es schwierig, allgemeingültige Lösungen zu entwickeln. Am meisten profitieren können Sie, wenn Sie Ihre persönlichen Herausforderungen im Plenum diskutieren.«

Arbeitsblatt 18

Erster Schritt: Meinen Stress wahrnehmen

Äußerer Stressor	Innerer Stressor
z. B.	z. B.
• Zeitdruck	• Selbstzweifel
• Misserfolge	• Schuldgefühle
• Lärm	• Perfektionismus
• Probleme der Kinder	• Unterdrückte negative Gefühle
• Zwischenmenschliche Konflikte	
• Veränderungen in wichtigen Lebensbereichen (Umzug, Scheidung, usw.)	

Gedankliche Einschätzung	
• Grübeln, problemfokussiert	→ „Die Situation ist schrecklich."
• Katastrophisieren	→ „Ich schaffe das nicht."
• Schwarz-Weiß-Denken	
• Selbstzweifel	

Reaktion		
körperlich	**Emotional**	**Verhalten**
• Anspannung	• Depression	• Rückzug
• Kopfschmerzen	• Angst	• Aggressives Verhalten
• Schlafstörungen	• Gereiztheit	• ..
• ...	• ...	

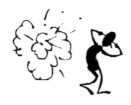

Arbeitsblatt 19

Meine alltäglichen Belastungen

A. Listen Sie die konkreten Situationen auf, die Ihnen Stress bereiten. Ordnen Sie die
   Belastungen nach ihrem Schweregrad

Rangreihe meiner derzeitigen Belastungen

1. _____
2. _____
3. _____
4. _____
5. _____
6. _____
7. _____
8. _____
9. _____
10. _____

B. Beschreiben Sie, welche Stresssymptome Sie bei sich beobachten (z. B. Schlaflosigkeit,
   körperliche Beschwerden, Verspannung usw.)

_____

_____

_____

_____

_____

Arbeitsblatt 20

Den Stress wahrnehmen: Auswertung der Selbstbeobachtung

Betrachten Sie Ihre alltäglichen Belastungen und Stress-Situationen.

Was sind innere Stressoren, was äußere?

_____

_____

Was genau macht die Situation so belastend?

_____

_____

Gibt es Fertigkeiten, die Sie lernen müssen, um Stress besser zu bewältigen?

_____

_____

Können Sie Ihre Einstellung/Bewertung der Stresssituation verändern?

_____

_____

Betrachten Sie Ihre Prioritäten. Welche Stressoren können Sie verringern/vermeiden?

_____

_____

Brauchen Sie ein effektiveres Zeitmanagement?

_____

_____

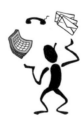

Folgesitzungen

Tragen Sie zunächst die Ergebnisse der Selbstbeobachtungsbögen im Plenum zu-sammen. Arbeiten Sie dann die einzelnen Phasen zum Stressmanagement systematisch ab. Untenstehend finden Sie Arbeitsblätter mit Vorschlägen zu konkreten Strategien:

→**Arbeitsblatt 21** »Zweiter Schritt: Akuten Stress abbauen«

a) Machen Sie einen »Kurzurlaub«
b) Ändern Sie Ihre Lebensgewohnheiten

→**Arbeitsblatt 22** »Dritter Schritt: Stressquellen reduzieren«
→**Arbeitsblatt 23** »Verändern Sie Stress erzeugende Einstellungen!«
→**Arbeitsblatt 24** »Den Tag strukturieren«
→**Arbeitsblatt 25** »Vierter Schritt: Stress vorbeugen«

Sie sollten auf jeden Fall vor dem Austeilen der Arbeitsblätter im Plenum bisheri-ge erfolgreiche Methoden und neue Ideen der Teilnehmer sammeln. Die Teilnehmer werden vermutlich eher Strategien umsetzen, die persönlich für sie relevant sind. Ermutigen Sie sie dazu, neue Methoden auch dann auszuprobieren, wenn sie diesbezüglich skeptisch sind. Fragen Sie in der Folgesitzung, welche Methoden die Teilnehmer angewendet haben und welche Erfahrungen sie damit gemacht haben. Verwenden Sie ggf. die ABC-Methode aus dem Modul »Umgang mit ne-gativen Gefühlen«, falls die Veränderung ungünstiger Gedanken Schwierigkei-ten bereitet. Bausteine aus dem Modul »Zwischenmenschliche Konflikte« eignen sich, falls Stressreaktionen in erster Linie aufgrund sozialer Situationen entste-hen (z. B. wenn eine Person nicht Nein sagen oder ihren Ärger nicht ausdrücken kann).

Zweiter Schritt: Akuten Stress abbauen

a) Machen Sie einen „Kurzurlaub"

Planen Sie einen Tagesausflug in die Natur. Laden Sie Ihren Freund/Ihre Freundin ein und packen Sie Ihren Rucksack mit Getränken und Snacks. Fahren Sie in Ihren Lieblingsgegend oder an eine Stelle, die Sie schon immer einmal besuchen wollten. Vielleicht möchten Sie ein Kajak mieten, eine Radtour, einen langen Spaziergang oder eine Bergwanderung machen? Betrachten Sie die Natur um sich herum, atmen Sie die Gerüche ein und seien Sie achtsam für alles was Sie um sich herum sehen.

Richten Sie eine schöne Ecke im Raum nach ihren Wünschen ein. Hängen Sie eine Hängematte auf oder stellen Sie einen bequemen Stuhl oder eine Liege auf. Stellen Sie das Telefon aus. Kochen Sie einen Tee und machen Sie es sich in Ihrer Ecke gemütlich. Hören Sie Musik, die ihnen gefällt oder lesen Sie ein Buch. Entspannen Sie sich und genießen Sie die Ruhe.

Planen Sie ein Drei-Gänge-Menü nur für sich allein. Kaufen Sie frische Zutaten vom Markt und bereiten Sie die Gerichte zu, die Sie schon immer einmal ausprobieren wollten. Nehmen Sie Ihr schönstes Geschirr und decken Sie den Tisch für diese Mahlzeit. Zünden Sie eine Kerze an und hören Sie leise und entspannende Musik. Wenn Sie essen, achten Sie bewusst auf den Geschmack.

Halten Sie sich einen Nachmittag oder Abend frei und gestalten ihn nur nach Ihren Wünschen. Besuchen Sie ein Spiel Ihres Lieblingssportclubs, gehen Sie ins Kino oder in ein Konzert, oder treffen Sie sich mit ihrem Freund/ihrer Freudin. Stellen Sie Ihr Handy aus, genießen Sie den Nachmittag/Abend und denken Sie an nichts anderes.

Nehmen Sie ein Schaum- oder ein Fußbad. Cremen Sie sich anschließend am ganzen Körper ein oder lassen Sie sich massieren. Sie. Benutzen Sie Ihre Lieblingscreme oder Ihr Lieblingsparfüm. Zünden Sie eine Duftkerze an oder aromatisieren Sie den Raum mit ätherischen Ölen. Pressen Sie eine Orange aus, lassen Sie sich in den bequemsten Sessel sinken und trinken Sie den Saft. Seien Sie achtsam für alles, was Sie gerade berühren oder riechen.

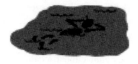

Arbeitsblatt 21 (Fortsetzung)

b) Ändern Sie Ihre Lebensgewohnheiten

Treiben Sie regelmäßig Sport!

Regelmäßiger Sport ist eines der besten Mittel zum Abbau von Stress und Stresshormonen. Gleichzeitig hat es den Vorteil, dass er das Nichtrauchen erleichtert, die Stimmung verbessert, eine Gewichtszunahme verhindert, und die zunehmende körperliche Fitness die Abstinenzmotivation steigert. Besonders günstig sind Ausdauersportarten, z. B. Jogging, Schwimmen oder Radfahren, wichtig bei der Auswahl ist aber vor allem, dass es Ihnen Ausgleich und Freude verschafft. Vielleicht sagen Ihnen Teamsportarten wie Volleyball oder Tanzen mehr zu? Probieren Sie verschiedene Dinge aus, bis Sie das passende gefunden haben.

Wenn Sie sich zu einer Sportart nicht durchringen können, sollten Sie sich trotzdem ein Minimum an Bewegung von 30 Minuten pro Tag gönnen, z. B. in Form eines Spaziergangs, Dehn- oder Gymnastikübungen.

Gehen Sie regelmäßig in die Natur!

Erkunden Sie die Landschaft in der Umgebung in der Sie wohnen. Gehen Sie an den Wochenenden in den Bergen, auf der Alb oder im Wald wandern. Vielleicht können Sie sich auch einer Wandergruppe anschließen. Machen Sie ausgedehnte Fahrradtouren oder mieten Sie ein Kajak. Setzen Sie sich auf eine Blumenwiese, unter einen Baum oder an einen Fluss, nehmen Sie die Farben, Geräusche und Gerüche in sich auf und lassen Sie sich von der Sonne wärmen. Kaufen Sie einen großen Regenschirm in Regenbogenfarben, so dass Sie bei schlechtem Wetter trotzdem hinausgehen können. Machen Sie im Winter Skilanglauf.

Entspannen Sie sich!

 Machen Sie einen Schnitt zwischen beruflichen Pflichten und Freizeit. Wenn Sie von der Arbeit nach Hause kommen, hören Sie eine Entspannungs-CD an und machen Sie eine Entspannungs- oder Atemübung. Nehmen Sie ein heißes Bad, lesen Sie dabei ein gutes Buch und trinken Sie einen Tee. Üben Sie Muskelentspannung, indem Sie jede Muskelgruppe anspannen und wieder entspannen. Beginnen Sie mit den Händen und Armen, gehen Sie dann zu Kopf und Nacken und anschließend immer weiter nach unten.

Pflegen Sie soziale Kontakte!

Achten Sie darauf, dass auch in arbeitsreichen Zeiten Ihre sozialen Beziehungen nicht zu kurz kommen. Treffen Sie sich regelmäßig mit FreundInnen und unternehmen Sie etwas Schönes. Laden Sie Ihre Bekannten zu sich nach Hause zu einem Kaffee oder einem Spieleabend ein oder kochen Sie gemeinsam etwas Leckeres. Gründen Sie eine Lesegruppe, machen Sie gemeinsam Musik oder treffen Sie sich samstags zum Fußballschauen. Positive soziale Kontakte sind ein guter Ausgleich zum arbeitsreichen Alltag. Zudem können Sie mit Ihren Freunden auch über Ihren Stress reden.

Dritter Schritt: Stressquellen reduzieren

Zusätzlich zu Maßnahmen, die Ihnen helfen mit vorhandenem Stress umzugehen, ergreifen Sie Maßnahmen, um Stressfaktoren zu minimieren. Sie können dabei an verschiedenen Punkten ansetzen:

➡ **An der Umwelt**, indem Sie die äußeren Faktoren verändern, die den Stress auslösen. Z. B. könnten Sie sich einen bequemeren Bürostuhl zulegen, den lärmenden Kopierer aus dem Büro entfernen, die anfallende Hausarbeit unter den Familienmitgliedern aufteilen, ein eigenes Zimmer einrichten, das schlechte Verhältnis zu einer Person verbessern usw.

Stressauslösende äußere Bedingung	Veränderungsmöglichkeit

➡ **An Ihrem Verhalten**, indem Sie ungünstige Gewohnheiten und Verhaltensweisen verändern, die Ihnen schaden, Sie unter Druck bringen oder negative Gefühle auslösen. (z. B. zu viele Überstunden machen, nie „nein" sagen, zu viel Alkohol trinken).

Schädliche Verhaltensweise	Veränderungsmöglichkeit

➡ **An Ihren Gedanken**, indem Sie stresserzeugende Einstellungen zu sich selbst oder bestimmten Situationen überdenken wie z. B.: „Ich muss immer alles perfekt machen."

Stressauslösender Gedanke	Veränderungsmöglichkeit

Arbeitsblatt 23

Verändern Sie stresserzeugende Einstellungen!

Stoppen Sie Ihren "inneren Antreiber"!

Wer sich häufig gestresst fühlt, kann versuchen, seinen "inneren Antreiber" ausfindig zu machen. Oft ist er zu erkennen an Anforderungen, mit denen man sich selbst unter Druck setzt, wie "Ich muss es perfekt machen", "Ich muss schneller machen", "Ich muss es allen recht machen". Halten Sie diesen Antreibern Argumente entgegen, z. B. "Es ist nicht tragisch, wenn ich Fehler mache. Aus Fehlern kann ich lernen". oder "Ich darf mir Hilfe holen, das ist keine Katastrophe."

Leben Sie im Hier und Jetzt!

Ärgern Sie sich nicht über Vergangenes, das Sie nicht mehr ändern können. Überlegen Sie zuerst, ob das Problem wichtig genug ist, um sich damit zu beschäftigen. Versuchen Sie dann, aus der Vergangenheit zu lernen, was Sie jetzt und in Zukunft anders machen können. Denken Sie daran, dass das Leben in der Gegenwart stattfindet. Wenn Sie spazieren gehen, dann genießen Sie die Landschaft, anstatt an Ihre Arbeit zu denken Wenn Sie essen, dann essen Sie. Schlingen Sie es nicht hastig herunter, während Sie dabei ein Buch lesen. Grübeln Sie nicht über Dinge, die noch nicht eingetroffen sind. Konzentrieren Sie sich auf die Dinge, die Sie jetzt beeinflussen können.

Ermutigen Sie sich!

Lächeln Sie häufig und suchen Sie Kontakt zu humorvollen Menschen. Wiederholen Sie immer wieder: "Ich werde es schaffen. Es wird nicht ewig anhalten. Ich tue mein Bestes." Teilen Sie Ihre Aufgabe in kleine Schritte ein und konzentrieren Sie sich nur auf den nächsten Schritt. Denken Sie dabei nicht an die Schwierigkeiten, sondern an Ihr langfristiges Ziel, an das Licht am Ende des Tunnels.

Sagen Sie ‚Nein' wenn es angemessen ist

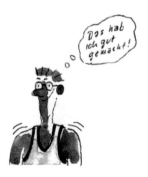

Arbeitsblatt 24

Den Tag strukturieren

Bisher hat das Rauchen Ihnen möglicherweise geholfen, den Tagesablauf zu strukturieren und Pausen einzulegen. Auch ohne Zigaretten gibt es verschiedene Möglichkeiten, sich die Tagestrukturierung zu erleichtern:

1. Stundenpläne/Tagespläne
2. Wochenpläne/Monatspläne
3. Terminkalender
4. Listen schreiben und abarbeiten
5. Zwischenziele formulieren
6. Angenehme Tätigkeiten und Pflichten abwechselnd einplanen
7. Gedächtnisstützen sichtbar anbringen
8. Pinnwände
9. Wecker
10. _____
11. _____

Überlegen Sie sich **Alternativen für das Rauchritual**, z. B. für

- den Tagesbeginn: _____

- Möglichkeiten zum Wachwerden: _____

- die Pausen: _____

- den Abschluss einer Arbeit: _____

- kleine Belohnungen: _____

- den Übergang zwischen Arbeits- und Freizeit: _____

- das Ende des Tages: _____

- Langeweile: _____

- Anderes, z. B. _____

  _____

  _____

Welche Erfahrungen habe ich damit gemacht?

Vierter Schritt: Stress vorbeugen

Nachdem Sie die Stressquellen in Ihrem Leben reduziert und verändert haben, betreiben Sie systematisch Vorsorge, um eine Lebensweise etablieren, die übermäßigen negativen Stress gar nicht erst entstehen lässt. Möglichkeiten um dies zu erreichen sind z. B.:

Tun Sie sich regelmäßig etwas Gutes!

Gönnen Sie sich regelmäßig eine „Auszeit". Kaufen Sie sich einen spannenden Roman, setzen Sie sich in den Garten, lesen Sie und trinken Sie dabei einen Cappuccino. Stellen Sie einen Tag lang das Telefon ab oder lassen Sie Gespräche nur vom Anrufbeantworter annehmen. Gönnen Sie sich eine Massage oder einen Saunabesuch nach Feierabend. Nehmen Sie über das Wochenende ein Zimmer am Meer oder in den Bergen. Suchen Sie sich ein Hobby, das Ihnen Spaß macht.

Machen Sie regelmäßig Pausen!

Machen Sie rechtzeitig Pausen, in denen Sie aufstehen, sich bewegen und strecken oder einfach gedanklich abschalten, auch wenn es nur ein paar Minuten dauert. Das erhält die Konzentration und die Stimmung und beugt Verspannungen vor. Pausen sollten idealerweise dann gemacht werden, wenn Sie noch nicht erschöpft oder unter Druck sind. Dabei ist es effektiver, mehrere kurze Arbeitspausen zu machen als eine lange.

Richten Sie sich einen Entspannungsort ein!

Das kann ein Zimmer, eine Ecke im Zimmer oder einfach ein Möbelstück sein, das Sie speziell dazu anschaffen, z. B. eine Hängematte oder einen Hängestuhl, einen bequemen Sessel oder einen Schaukelstuhl. Dort wird niemals gearbeitet! Suchen Sie ihn stattdessen regelmäßig und ausschließlich auf um sich zurückzuziehen, Kraft zu schöpfen und sich zu entspannen.

Entwickeln Sie Rituale!

Rituale können eine wichtige Hilfe darstellen, um nach einem anstrengenden Arbeitstag oder aus der Hektik des Alltags zur Ruhe zu kommen. Wie können Sie sich das Abschalten und Ausspannen erleichtern?

- 15 Minuten in die Hängematte legen
- Spaziergang oder sportliche Betätigung
- Tasse Tee oder Kaffee trinken
- Musik hören, Zeitung oder Buch lesen
- Entspannungs-/Atem-Übung durchführen oder Entspannungs-CD anhören
- Gespräch mit Familie, Nachbarn, Freunden
- Duschen, eincremen, Lieblingskleidungsstück anziehen ...

Lernen Sie eine Entspannungstechnik!

Lernen Sie sich systematisch zu entspannen, z. B. durch progressive Muskelentspannung, Yoga oder autogenes Training. Es gibt vielfältige Methoden, entscheidend ist dass Sie eine finden, die für Sie persönlich praktikabel ist. Sie sollten so lange üben, bis Sie in der Lage sind sich innerhalb kürzester Zeit zu entspannen. Es kann auch hilfreich sein, einen Kurs zu besuchen. Machen Sie die Übungen regelmäßig (z. B. jeden Abend vor dem Schlafengehen) unabhängig davon, wie viel Stress Sie gerade haben.

3.5 Geschlechterspezifische Aspekte der Tabakentwöhnung

3.5.1 Hintergrund

Ziele dieses Moduls

In den letzten Jahren hat sich die Forschung verstärkt damit beschäftigt, individuelle Unterschiede von Rauchern zu identifizieren und zu untersuchen, um die Behandlung entsprechend anzupassen. In diesem Zusammenhang wird das Geschlecht als eine wichtige Einflussgröße betrachtet. Es wird angenommen, dass das Geschlecht auch Unterschiede in anderen klinisch relevanten Faktoren widerspiegelt, wie z. B. in den Motiven für den Tabakkonsum, der Motivation zur Aufnahme einer Behandlung, dem Ansprechen auf eine Behandlung oder den Gründen für einen Rückfall. Demzufolge könnte eine geschlechterspezifische Auswahl an Fragebögen, pharmakologischen und psychologischen Behandlungsstrategien zu einer Verbesserung sowohl der Diagnostik als auch der Behandlungsergebnisse führen. Obwohl die geschlechterspezifische Forschung im Bereich der Tabakabhängigkeit noch in den Anfängen steckt, gibt es mittlerweile Hinweise darauf, dass sich Männer und Frauen hinsichtlich der Abhängigkeitsentwicklung, dem Rauchverhalten, den Rauch- und Abstinenzmotiven sowie der Schwierigkeiten, die bei einem Abstinenzversuch auftreten, voneinander unterscheiden.

In diesem Kapitel wird ein Überblick über diese Befunde gegeben und es werden Konsequenzen für die Praxis diskutiert (siehe auch Lemenager und Torchalla 2010). Der Aufbau unterscheidet sich von den bisherigen Modulen insofern, als dass eine Reihe verschiedener Themen besprochen werden, die bei Männern und Frauen in unterschiedlichem Maße eine Rolle spielen können. Die Konsequenzen für die therapeutische Vorgehensweise werden kurz umschrieben, dann wird auf die entsprechenden Kapitel in diesem Buch verwiesen.

Wirksamkeit von Pharmakotherapie

Die Datenlage zu Unterschieden in der Abstinenzerwartung von Männern und Frauen ist uneinheitlich, und die aktuellen wissenschaftlichen Leitlinien zur Behandlung der Tabakabhängigkeit (Fiore et al. 2008) sprechen keine differenziellen therapeutischen Empfehlungen für Männer und Frauen aus. Dennoch wird allgemein die Ansicht vertreten, dass Frauen mehr Schwierigkeiten haben als Männer, die Abstinenz zu erreichen und aufrechtzuerhalten. Frauen erzielen mit Nikotinersatzmitteln möglicherweise geringere Abstinenzraten als Männer, und die Überlegenheit, die Nikotinersatzmittel gegenüber Placebos besitzen, scheint bei ihnen geringer ausgeprägt als bei Männern (Perkins und Scott 2008). Insgesamt scheinen sie weniger von Nikotinersatzmitteln zu profitieren, insbesondere wenn es sich dabei um die einzige Behandlungskomponente handelt. Eine ergänzende intensive psychologische Beratung zeigte bei Frauen dagegen eine günstige

Wirkung auf die Abstinenz (Cepeda-Benito et al. 2004). Das Antidepressivum Bupropion (Scharf und Shiffman 2004) und das im Jahr 2007 eingeführte Medikament Vareniclin (Gonzales et al. 2006) scheinen bei der Tabakentwöhnung bei Männern und Frauen gleichermaßen wirksam.

Vor diesem Hintergrund ergeben sich verschiedene Implikationen für die Praxis: Die Anwendung von Nikotinersatzmitteln gilt als eine effektive Methode der Tabakentwöhnung. Obwohl Frauen im Vergleich zu Männern möglicherweise weniger gut darauf ansprechen, ist bisher nicht belegt, dass Nikotinersatzmittel bei ihnen keine Wirkung haben. Deshalb sollten diese Medikamente Männern und Frauen für einen Rauchstopp empfohlen werden, insbesondere wenn eine Tabakabhängigkeit vorliegt. Die Dosis wird in der Regel an das individuelle Rauchverhalten angepasst. Ist die Tabakabhängigkeit sehr stark ausgeprägt, liegt die Indikation für eine Hochdosis-Nikotinersatztherapie vor, z. B. die Kombination von Nikotinpflaster mit einem kurzfristig wirksamen Medikament wie Nikotinkaugummi oder -nasalspray. Alternativ kann die Behandlung mit Bupropion oder Vareniclin in Erwägung gezogen werden. Generell sollte eine medikamentöse Unterstützung vorzugsweise in Kombination mit einer umfassenden Beratung oder Behandlung erfolgen und nicht als alleinige Behandlungskomponente. Insbesondere bei Frauen scheint dies sinnvoll zu sein. Diese Empfehlung geben wir auch deshalb, weil in unseren eigenen Studien zur Wirksamkeit von Medikamenten Männer stets stärker als Frauen vertreten waren, während in den Psychotherapiestudien Frauen (gemessen an der Verteilung des Rauchverhaltens in der Bevölkerung) überrepräsentiert waren. Dies könnte für eine unterschiedliche Vorliebe von Männern und Frauen für die zur Verfügung stehenden Angebote sprechen, auf die individuell eingegangen werden sollte.

3.5.2 Geschlechterspezifische Befunde und Strategien

Hormonelle und genetische Faktoren

Unterschiede zwischen Frauen und Männern wurden zum einen hinsichtlich biologischer, zum anderen hinsichtlich psychosozialer Merkmale gesucht. Auf der biologischen Seite standen bisher insbesondere genetische und hormonelle Faktoren im Mittelpunkt der Forschung. Es wird z. B. angenommen, dass Sexualhormone Einfluss auf die Entzugssymptomatik haben. Es wurde beobachtet, dass Frauen vor der Menopause Nikotin und Cotinin rascher abbauen als Männer, während es zwischen Frauen nach der Menopause und Männern keinen Unterschied gab. Bei Frauen, die orale Kontrazeptiva einnahmen, wurden Nikotin und Cotinin rascher abgebaut als bei jenen, die keine Kontrazeptiva einnahmen. Daraus wurde geschlussfolgert, dass Östrogen den Nikotinmetabolismus beschleunigt und Frauen möglicherweise höhere Dosen an Nikotinersatzmitteln benötigen, um davon im gleichen Ausmaß wie Männer zu profitieren. Die Wirksamkeit der Nikotinersatzmittel sollte deshalb regelmäßig überprüft und deren Dosis individuell angepasst werden.

Eine weitere Annahme geht davon aus, dass der Menstruationszyklus Einfluss auf die Entzugssymptomatik hat. Zyklusbedingte hormonelle Schwankungen können bei Frauen Beschwerden auslösen wie Depressivität, Reizbarkeit, Müdigkeit und Heißhunger. Es ist möglich, dass bei einem Abstinenzversuch die Nikotinentzugssymptomatik bei Frauen durch die zyklusbedingten Beschwerden verstärkt wird. Dies spielt vermutlich insbesondere dann eine Rolle, wenn der Rauchstopp während der prämenstruellen Phase erfolgt. Einzelne Studien deuten darauf hin, dass ein Rauchstopp im späteren Verlauf des Zyklus günstiger sein könnte als in der prämenstruellen Phase. Dies kann bei der Planung der Entwöhnung insbesondere bei Frauen berücksichtigt werden, die regelmäßig unter starken prämenstruellen Beschwerden leiden. Zudem scheinen Nikotinpflaster Entzugssymptome, Craving und die prämenstruelle Symptomatik beim Rauchstopp lindern zu können.

Ergebnisse aus einzelnen genetischen Studien weisen außerdem darauf hin, dass Frauen bei der Tabakentwöhnung möglicherweise deshalb weniger gut auf Medikamente reagieren, weil sie bestimmte Gen-Variationen besitzen, die die Pharmakokinetik und Pharmakodynamik beeinflussen. Bei Frauen führten Unterschiede im Genotyp (die häufig mit einer unterschiedlichen Dopaminaktivität im Gehirn assoziiert sind) oft zu unterschiedlichen Behandlungseffekten, während dies bei Männern nicht der Fall war. Die genetischen Studien befinden sich allerdings im Anfangsstadium und haben typischerweise zu wenig Teilnehmer, um Unterschiede zwischen Männern und Frauen zuverlässig zu bestimmen, sodass diese Resultate nicht dazu verwendet werden können, Behandlungsempfehlungen aufgrund des Genotyps auszusprechen.

Geschlechterspezifische Rauchmotive

Psychologische versus physiologische Abhängigkeit

Was die Unterschiede hinsichtlich der psychologischen Ausprägung der Tabakabhängigkeit betrifft, so nehmen einige Forscher an, dass Männer in erster Linie aufgrund der pharmakologischen Wirkung des Nikotins rauchen. Für Frauen seien dagegen die nicht-nikotinbezogenen Verstärkerprozesse wichtiger, wie z. B. die Hand-Mund-Bewegung, das Inhalieren des Rauchs, der Geruch, der Geschmack oder die mit dem Rauchen einhergehenden sozialen Interaktionen. In einigen Studien wurde z. B. festgestellt, dass Frauen in Abhängigkeitsfragebögen eine stärkere behaviorale (Rauchen zur Spannungsreduktion oder in sozialen Situationen), die Männer dagegen eine stärkere nikotinbezogene Abhängigkeit (Rauchen zur Linderung von Entzugssymptomen) aufwiesen. Außerdem empfanden Frauen das Rauchen als weniger befriedigend, wenn sie den Geruch und den Geschmack der Zigarette nicht wahrnehmen konnten. Das Rauchen einer Zigarette rief bei ihnen mehr angenehme Wirkungen hervor als das Zuführen der entsprechenden Nikotinmenge als Nasalspray, während Männer beide Applikationsformen gleich angenehm empfanden. Es wurde deshalb geschlussfolgert, dass Frauen ein höheres Rückfallrisiko besäßen, da sie empfänglicher seien für konditionierte Schlüsselreize, und dass sie weniger von einer ausschließlichen Nikotinersatzmittelbehandlung profitierten als Männer (Perkins et al. 1999).

Aus den Ergebnissen sollte jedoch nicht geschlossen werden, dass Nikotin für die verstärkende Wirkung des Rauchens bei Frauen keine Rolle spielt. Viele Frauen erleben nach dem Rauchstopp Nikotinentzugssymptome, die durch eine medikamentöse Behandlung gelindert werden können. Eine Pharmakotherapie als alleinige Maßnahme ist für sie aber möglicherweise nicht im selben Ausmaß hilfreich wie für Männer.

Für das weitere Vorgehen bedeutet dies, dass bei der Entwöhnungsberatung tabakabhängiger Männer ein therapeutischer Schwerpunkt auf dem Umgang mit Entzugssymptomen liegen sollte (▸ Kap. 3.1), insbesondere bei Personen, die keine Nikotinentwöhnungsmedikamente nehmen möchten. Bei Frauen sollte eine Exploration der psychologischen Abhängigkeit, d. h. der Rauchmotive und Erwartungen, auslösenden Situationen und Konsequenzen durch eine Verhaltensanalyse erfolgen. Ausgehend von den Ergebnissen der Verhaltensanalyse können dann Verhaltensalternativen für typische Rauchsituationen entwickelt, der Umgang mit auslösenden Situationen und Schlüsselreizen besprochen, und Skills zur Bewältigung rückfallkritischer Situationen erarbeitet werden (▸ Tab. 4).

Tab. 1: Umgang mit auslösenden Situationen und der Entwicklung von Rauchalternativen

auslösende Situation	Gedanken/ Gefühle	Verhalten	gewünschte Konsequenzen	Alternativen zum Rauchen
nach getaner Arbeit, Kaffee steht bereit	»Endlich, das habe ich mir verdient!« → Vorfreude		Entspannung, Belohnung, genießt das Ritual	besondere Teesorte anstatt Kaffee, Musik hören
Freundin ist zu Besuch, langes Gespräch	Wohlbefinden	rauchen	Zusammengehörigkeit, Gemütlichkeit	…
am Ende eines anstrengenden Tages	»So ein furchtbarer Tag! Die brauche ich jetzt aber.« → gestresst		…	…

Negative Gefühle

Eine weitere Annahme ist, dass negative Affekte – insbesondere Depressivität – bei Frauen eine größere Rolle spielen als bei Männern. Negative Affekte wie Niedergeschlagenheit, Ängstlichkeit, innere Unruhe, Reizbarkeit und Ärger werden zum einen häufig als Motive für den Tabakkonsum genannt, zum anderen können sie nach einem Rauchstopp im Rahmen der Entzugssymptomatik auftreten. In einigen Studien berichteten Frauen häufiger als Männer, dass sie rauchen, um negative Stimmungen zu regulieren. Sie besaßen außerdem eine geringere Zuversicht, beim Auftreten negativer Gefühle nicht zu rauchen. Nach dem Rauchstopp erlebten sie im Vergleich zu den Männern mehr negative Gefühle und entzugsbedingten Stress sowie ein stärkeres Rauchverlangen, um diesen Distress zu lindern.

Generell ist unter Rauchern eine depressive Erkrankung häufiger als unter Nichtrauchern. Dies sollte deshalb zumindest als Screening-Frage im Rahmen der allgemeinen Diagnostik vor Beginn der Behandlung abgeklärt werden. Im Fall einer positiven Anamnese oder wenn das Rauchen häufig zur Stimmungsregulation eingesetzt wird, sollte eine intensive Behandlung erfolgen. In deren Verlauf werden Informationen über den Zusammenhang zwischen Rauchen, Nikotinabhängigkeit und negativer Stimmung gegeben und Techniken zur Stimmungsregulation, der Unterbrechung negativer Gedankenspiralen und dem Stressmanagement vermittelt (▶ **Kap. 3.2 und 3.4.**). Die Entwicklung von Rauchalternativen erfolgt mit dem Fokus auf Verhaltensweisen, die verstärkend wirken und die Lebensqualität erhöhen. Nach der Stabilisierungsphase sollten frühzeitig rückfallkritische Bedingungen identifiziert und Bewältigungsstrategien dazu erarbeitet werden. Ein weiterer Schwerpunkt sollte darauf liegen, gemeinsam zu erarbeiten, was durch das Nichtrauchen gewonnen wurde, anstatt auf den »Verlust« zu fokussieren. Falls tatsächlich eine komorbide psychiatrische Erkrankung vorliegt, sollte die Empfehlung für eine weiterführende psychiatrisch-psychotherapeutische Behandlung erfolgen.

Gewichtszunahme

Raucher haben im Durchschnitt ein geringeres Körpergewicht als Nichtraucher Dies wird unter anderem dadurch erklärt, dass Nikotin durch eine Beschleunigung des Stoffwechsels den Grundumsatz steigert und Raucher einen Teil ihrer Mahlzeiten durch Zigaretten ersetzen. Der Glaube, dass Rauchen schlank macht, wird durch die Tabakwerbung verstärkt, insbesondere durch jene, die sich speziell an Frauen richtet. Ein Rauchstopp erhöht die Wahrscheinlichkeit für eine Gewichtszunahme, was für viele Raucher ein Anlass zur Sorge ist und dazu führen kann, dass ein Rauchstoppversuch gar nicht erst in Erwägung gezogen wird. Eine Gewichtszunahme bzw. die Furcht davor scheint bei Frauen eine größere Rolle zu spielen als bei Männern. Häufiger als Männer geben Frauen an, dass sie rauchen, um ihr Gewicht zu kontrollieren, dass sie sich wegen einer Gewichtszunahme nach dem Rauchstopp Sorgen machen und dass eine Gewichtszunahme von mehreren Kilo für sie ein Rückfallgrund sei. Zudem scheinen sie nach der Entwöhnung tatsächlich mehr an Gewicht zuzunehmen als Männer.

Bislang ist nicht geklärt, ob eine starke Gewichtszunahme tatsächlich die Wahrscheinlichkeit für einen Rückfall erhöht. Interessanterweise war diese in einzelnen Studien sogar mit besseren Abstinenzaussichten verbunden, und es wurde vermutet, dass die eigentliche Schwierigkeit in der *Einstellung* gegenüber einer Gewichtszunahme besteht. Diese Thematik besitzt möglicherweise die größte Relevanz für Frauen mit einem dauerhaft restriktiven Essverhalten. Die Furcht vor einer Gewichtszunahme wird von den Raucherinnen – zunehmend auch von den Rauchern – häufig sehr früh (oft in der ersten Sitzung) selbst angesprochen und sollte im Rahmen der Psychoedukation aufgegriffen werden. Dies kann entweder durch behaviorale Strategien geschehen, die darauf abzielen, eine

Gewichtszunahme zu vermeiden, oder durch kognitive Strategien, die auf die dysfunktionalen Gedanken fokussieren, die mit einer möglichen Gewichtszunahme verbunden sind.

Regelmäßige Bewegung, Sport und/oder ein begleitendes körperliches Trainingsprogramm scheinen einer Gewichtszunahme entgegenzuwirken oder diese immerhin zu verzögern, zumindest wenn es von den Teilnehmern konsequent befolgt wird. Außerdem hat sich körperliche Bewegung als hilfreich im Umgang mit Entzugssymptomen und Craving erwiesen. Darüber hinaus empfehlen sich begleitende sportliche Aktivitäten, da es das sekundäre Ziel einer Tabakentwöhnungsbehandlung ist, eine allgemein gesunde Lebensweise und regelmäßige körperliche Bewegung zu etablieren. Auch Nikotinersatzmittel und Bupropion scheinen eine Gewichtszunahme zu minimieren, zumindest für die Dauer der Einnahme. Eine begleitende restriktive Diät während einer Tabakentwöhnung kann sich u. U. ungünstig auf den Abstinenzerfolg auswirken. Besser ist es, sich zunächst auf die Stabilisierung des Nichtrauchens zu konzentrieren und sich mit einer eventuell erfolgten Gewichtszunahme später zu beschäftigen.

Die Gewichtszunahme fällt mit durchschnittlich 2–5 kg aus gesundheitlicher Sicht ohnehin vergleichsweise niedrig aus, und selbst eine deutlich höhere Gewichtszunahme wird von den Vorteilen der Tabakabstinenz bei Weitem überwogen. Im Mittelpunkt der therapeutischen Anstrengungen sollte daher weniger das Gewicht als solches stehen, sondern die Angst vor einer Gewichtszunahme. Dabei werden z. B. dysfunktionale Gedanken und Überzeugungen in Bezug auf die eigene Figur, das Körperbild, die Wichtigkeit, sehr schlank zu sein, oder ein Diätverhalten hinterfragt und verändert. Dies kann mithilfe des ABC-Modells erfolgen, das in ▶ **Kapitel 3.2** über den Umgang mit negativen Gefühlen vorgestellt wurde. Anstelle der zusätzlichen Pfunde sollten die positiven Auswirkungen des Nichtrauchens auf das Erscheinungsbild betrachtet werden. Falls das Rauchen und das Essen eingesetzt werden, um negative Gefühle zu regulieren, sollte dies besprochen und erfolgreiches Alternativverhalten entwickelt werden.

Soziale Unterstützung

In therapeutischen Leitlinien zur Tabakentwöhnung wird die Etablierung sozialer Unterstützung bei einem Abstinenzversuch generell empfohlen. Dabei ist vermutlich nicht das Vorhandensein eines sozialen Netzwerkes an sich bedeutsam, sondern eher die Qualität der Unterstützung. Insbesondere ein kooperatives und positiv verstärkendes Verhalten von nahestehenden, nicht rauchenden Personen geht mit erfolgreichen Rauchstoppversuchen einher.

Es ist bisher unklar, ob das soziale Umfeld auf das Rauchverhalten bzw. einen Rauchstoppversuch von Männern und Frauen unterschiedlich Einfluss nimmt. Einzelne Studienergebnisse weisen darauf hin, dass es sich insbesondere bei Frauen ungünstig auf die Abstinenz auswirkt, wenn der Partner raucht, während bei Männern der Rauchstatus der Partnerin eine geringere Rolle zu spielen scheint. Im Rahmen von Interventionsprogrammen scheinen Männer von der sozialen Unterstützung durch andere Personen mehr zu profitieren als Frauen. Eine Studie ergab sogar, dass sich der Einfluss des Ehepartners und anderer enger Bezugspersonen bei Männern positiv, bei Frauen dagegen negativ auf die Rauchreduktion auswirkte. Möglicherweise lassen sich derartige Befunde jedoch weniger durch das Geschlecht der rauchenden Person erklären, sondern vielmehr durch die Art der Unterstützung: Es wurde vermutet, dass Ehefrauen ihren Männern wirksamere Unterstützung geben als Ehemänner ihren Frauen.

Bei der Beratung abhängiger Raucher sollte deshalb nach dem Rauchverhalten im sozialen Umfeld gefragt werden, um frühzeitig Faktoren und Situationen zu identifizieren, die den Rauchstopp erschweren oder zu einem Rückfall führen können. Zudem sollten die entwöhnungswilligen Raucher grundsätzlich dazu ermutigt werden, sich im Freundes- und Bekanntenkreis eine Person zu suchen, mit der z. B. in regelmäßigen und motivierenden Gesprächen Fortschritte und »Misserfolge« besprochen werden und der nächste Schritt geplant wird. Gemeinsame Unternehmungen, Wetten, verbindliche Vereinbarungen und Telefonate in kritischen Situationen können dazu beitragen, die ersten Monate der Entwöhnung sicher zu überstehen. Insbesondere für Frauen könnte es hilfreich sein, eine Therapieeinheit mit einzubeziehen, in der soziale Fertigkeiten eingeübt werden (▶ **Kap. 3.3**). Falls der Partner raucht oder die angehende Nichtraucherin unter Druck setzt, können während der Sitzungen Verhandlungsstrategien eingeübt werden, um Spannungen in der Beziehung entgegenzuwirken, die sich im Rahmen des Abstinenzversuchs einstellen könnten.

Ergänzende Literatur

Cepeda-Benito, A., Reynoso, J.T., Erath, S. (2004) Meta-analysis of the efficacy of nicotine replacement therapy for smoking cessation: differences between men and women. Journal of Consulting and Clinical Psychology 72(4): 712–722.

Deutsches Krebsforschungszentrum (2008) Frauen und Rauchen in Deutschland. Rote Reihe Tabakprävention und Tabakkontrolle, Band 9. Heidelberg: DKFZ.

Fiore, M.C., Jaen, C.R., Baker, T.B., Bailey, W.C., Benowitz, N.L., Curry, S.J., et al. (2008) Treating tobacco use and dependence: 2008 Update. Clinical practice guideline. Rockville, MD: U.S.: Department of Health and Human Services. Public Health Services.

Gonzales, D., Rennard, S.I., Nides, M., Oncken, C., Azoulay, S., Billing, C.B., Watsky, E.J., et al. (2006) Varenicline, an alpha4beta2 Nicotinic Acetylcholine Receptor Partial Agonist, vs Sustained-Release Bupropion and Placebo for Smoking Cessation: A Randomized Controlled Trial. JAMA: The Journal of the American Medical Association 296(1): 47–55.

Lemenager, T., Torchalla, I. (2010) Alkohol- und Tabakkonsum bei Frauen. In: Singer, M.V., Batra, A., Mann, K. (Hrsg.) Alkohol und Tabak. Grundlagen und Folgeerkrankungen. Stuttgart: Thieme, S. 442–450.

Perkins, K.A., Donny, E., Caggiula, A.R. (1999) Sex differences in nicotine effects and self-administration: review of human and animal evidence. Nicotine & Tobacco Research 1(4): 301–315.

Perkins, K.A., Scott, J. (2008) Sex differences in long-term smoking cessation rates due to nicotine patch. Nicotine & Tobacco Research 10(7): 1245–1250.

Scharf, D., Shiffman, S. (2004) Are there gender differences in smoking cessation, with and without bupropion? Pooled- and meta-analyses of clinical trials of Bupropion SR. Addiction 99(11): 1462–1469.

Stichwortverzeichnis